Irene Sybertz

SPRING, DAMIT DU FLIEGEN KANNST.

Ein Selbsthilfe-Ratgeber
für MS-Erkrankte und ihre
Angehörigen.

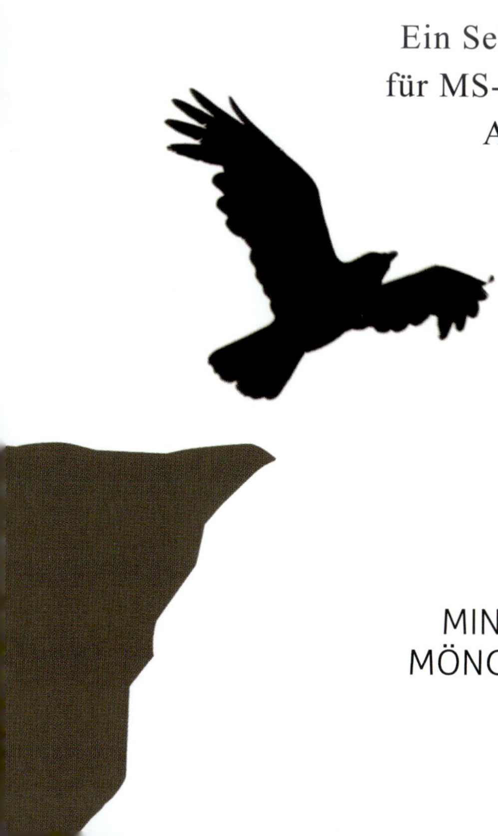

MINERVA VERLAG
MÖNCHENGLADBACH

VISION
BY MINERVA VERLAG
www.minerva-vision.de

FÜR DIE BEIDEN WICHTIGSTEN MENSCHEN IN MEINEM LEBEN

In liebevoller Erinnerung an meinen Papa.
(*13. Februar 1930 †16. November 1998)

Du hast mir die Werkzeuge für mein Leben mitgegeben.

Papa, ich bin wieder zuhause. Und ich bin glücklich.

Das hast du dir immer für mich gewünscht.

Für die Liebe meines Lebens.

Danke für deine unerschütterliche, tiefe Liebe zu mir und dafür,
dass du mir jeden Tag aufs Neue Richtung, Mut, Kraft und Halt gibst.

IMPRESSUM

Der Verlag weist ausdrücklich darauf hin, dass im Text gegebenenfalls enthaltene externe Links vom Verlag nur bis zum Zeitpunkt der Buchveröffentlichung angesehen werden konnten. Auf spätere Veränderungen hat der Verlag keinerlei Einfluss. Eine Haftung ist daher von Verlagsseite ausgeschlossen.

Haftungsausschluss: Die Benutzung dieses Buchs und die Umsetzung der darin enthaltenen Informationen erfolgt ausdrücklich auf eigenes Risiko. Der Verlag und die Autorin können für etwaige Schäden jeder Art, die sich bei der Umsetzung von im Buch beschriebenen Vorgehensweisen ergeben, aus keinem Rechtsgrund eine Haftung übernehmen. Rechts- und Schadensersatzansprüche sind ausgeschlossen. Das Werk inklusive aller Inhalte wurde unter größter Sorgfalt erarbeitet. Dennoch können Druckfehler und Falschinformationen nicht vollständig ausgeschlossen werden. Der Verlag und die Autorin übernehmen keine Haftung für die Aktualität, Richtigkeit und Vollständigkeit der Buchinhalte, ebenso nicht für Druckfehler. Es kann keine juristische Verantwortung sowie Haftung in irgendeiner Form für fehlerhafte Angaben und daraus entstandene Folgen übernommen werden.

Bibliografische Information der Deutschen Nationalbibliothek
Die Deutsche Nationalbibliothek verzeichnet diese Publikation in der Deutschen Nationalbibliografie; detaillierte bibliografische Daten sind im Internet über http://dnb.dnb.de abrufbar.

Monschauer Str. 2 | D- 41068 Mönchengladbach
E-Mail: info@minervaverlag.de | Internet: www.minervaverlag.de, www.minerva-vision.de

Design und Layout: Paula Walkenhorst

Umschlaggestaltung: Minerva kreativ

978-3-910503-15-1
1. Auflage 2024

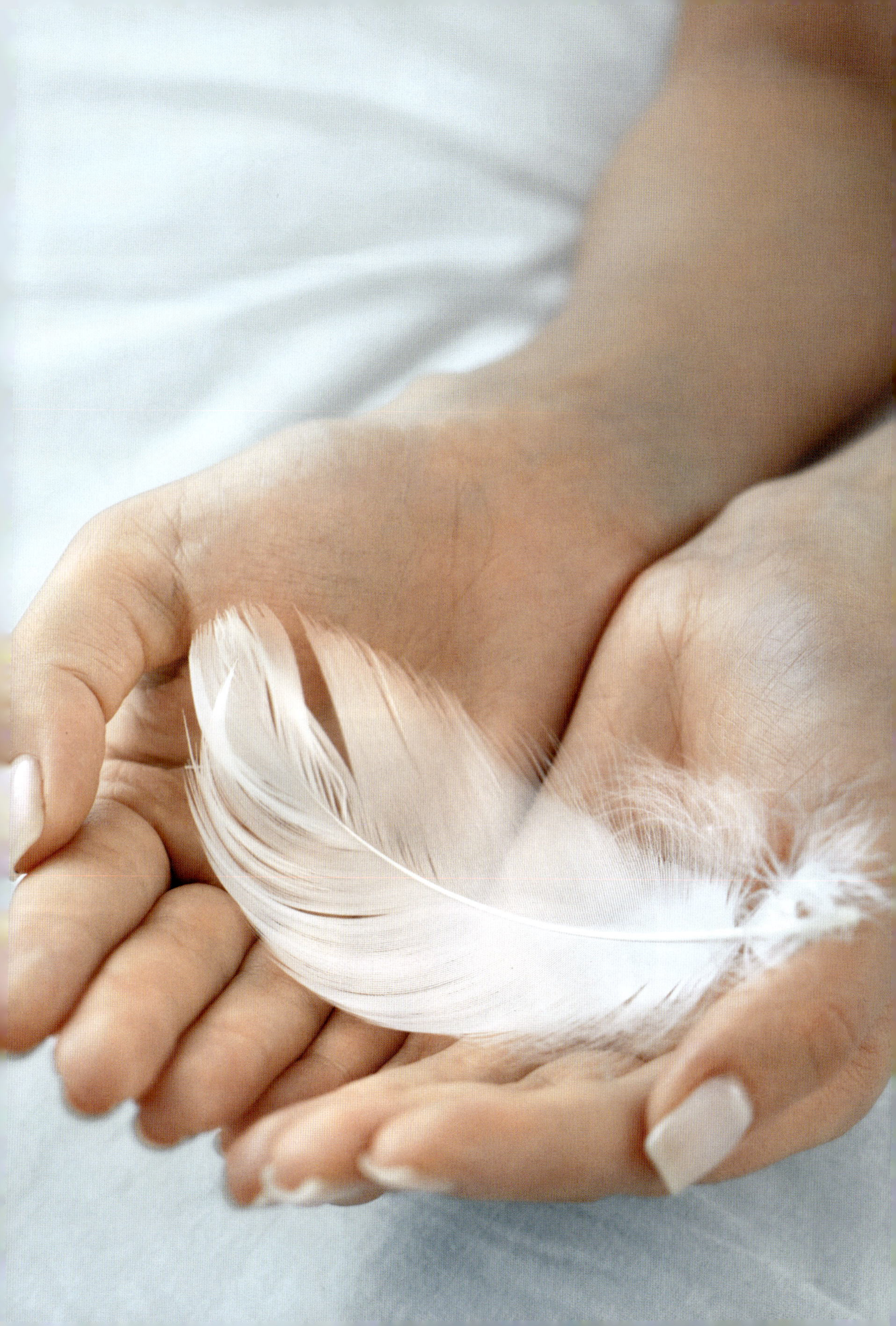

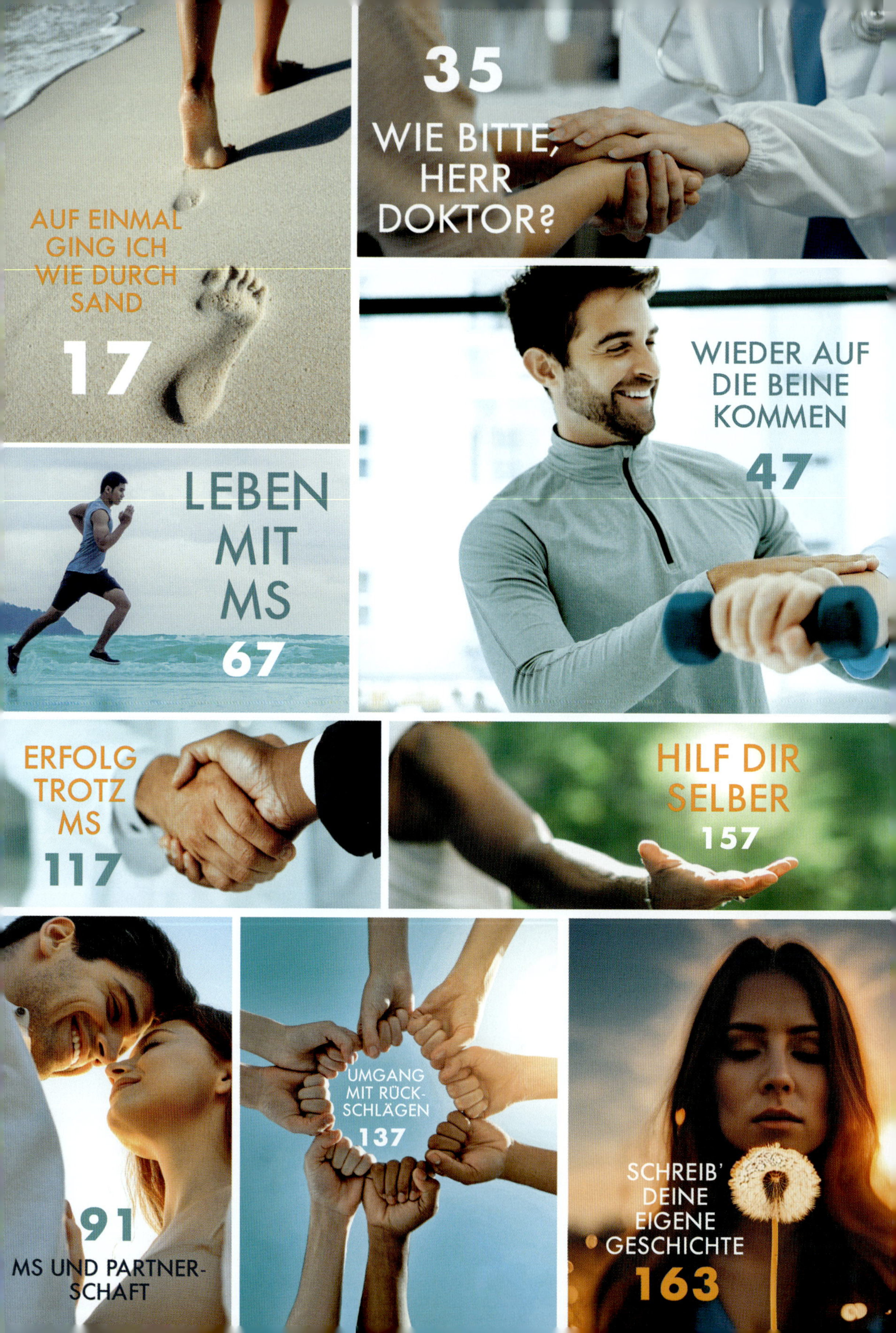

INHALT

LIEBE LESERINNEN UND LESER,

es erfüllt mich mit großer Freude, einem gewissen Stolz und auch mit tiefer Dankbarkeit, dass ich dieses Vorwort für das Buch von Irene Sybertz schreiben darf.

IHR IST ES in der Tat sehr gut gelungen, ihre eigene Krankheitsgeschichte mit persönlichen Erfahrungen zu beschreiben und mit objektiven Informationen zur MS zu verknüpfen. Entstanden ist ein bewegendes und einfühlsames Buch, das zu lesen wirklich lohnt. Es kann und soll von anderen Erkrankten als Hilfestellung und Mutmach-Geschichte genutzt werden – immer unter der Prämisse: Vieles kann – nichts muss!
Das Buch hilft bei der Bewältigung der eigenen Erkrankung und den notwendigen Schritten auf der Suche nach dem eigenen Weg im Umgang mit der MS.

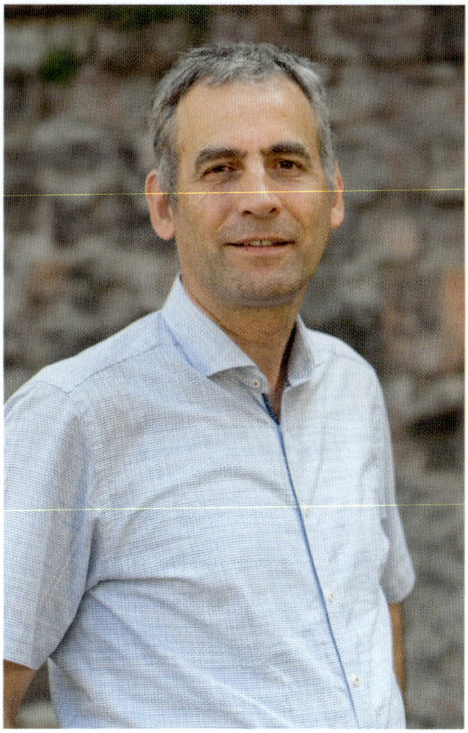

ANFANG 2010 IST Irene Sybertz dem DMSG-Landesverband Rheinland-Pfalz beigetreten. Das war sehr zeitnah nach ihrer Diagnose und – aus meiner Sicht – der Anfang einer guten und für beide Seiten gelungenen „Partnerschaft".
Sinngemäß formuliert Irene Sybertz:

“

In Momenten der Unsicherheit und der Suche nach Antworten war die DMSG Rheinland-Pfalz eine wertvolle Stütze, die mich nicht nur mit wissenschaftlich fundierten Informationen versorgte, sondern auch mit dem Gefühl, Teil einer starken und unterstützenden Gemeinschaft zu sein.

UND GENAU DAS möchte die DMSG für alle Menschen mit Multiple Sklerose, deren Angehörigen und Freunde, auch sein – durch professionelle, hauptamtliche Beratung, durch ehrenamtliche Mit-Betroffene oder durch den Austausch in den über 50 DMSG-Gruppen in Rheinland-Pfalz. Solche Gruppen gibt es natürlich auch in anderen Bundesländern und ganz bestimmt auch in Ihrer Nähe.
Ergänzt wird dieses Angebot durch eine Vielzahl von Informationsbroschüren, Seminare, Webinaren oder auch Aktivangebote.

AUCH IRENE SYBERTZ hat sich nach ihrer MS-Diagnose vertrauensvoll an die DMSG gewandt und von der Gemeinschaft profitiert.

Fotos: Dieter Korfmann, Adobe Stock / Andreas Berheide

SIE HAT ABER auch etwas zurückgegeben. Durch ihr Engagement im Leitungsteam einer Selbsthilfegruppe, im Patientenbeirat des Landesverbandes und als gewählte Delegierte in Rheinland-Pfalz hat sie andere Betroffene unterstützt, ihnen Mut gemacht und auch unseren Verband weiterentwickelt.
Hierfür sind wir Irene Sybertz auch heute noch sehr dankbar.

MIT DIESEM BUCH hat sie nun ein weiteres Mal ihr Engagement unter Beweis gestellt und gekonnt und einfühlsam von sich, ihrer Erkrankung – aber auch über fundierte, wissenschaftliche Erkenntnisse zur MS berichtet.

ICH WÜNSCHE ALLEN Leserinnen und Lesern dieses Buches viel Spaß bei der Lektüre und ermutige sie ausdrücklich, auch den Kontakt zu ihrem jeweiligen DMSG-Landesverband zu suchen. Denn getreu dem Motto des Welt-MS-Tages 2023 „Gemeinsam sind wir stärker“ kann jeder und jede, sowohl mit Fragen als auch mit individuellen Stärken zu dieser starken, solidarischen Gemeinschaft beitragen.

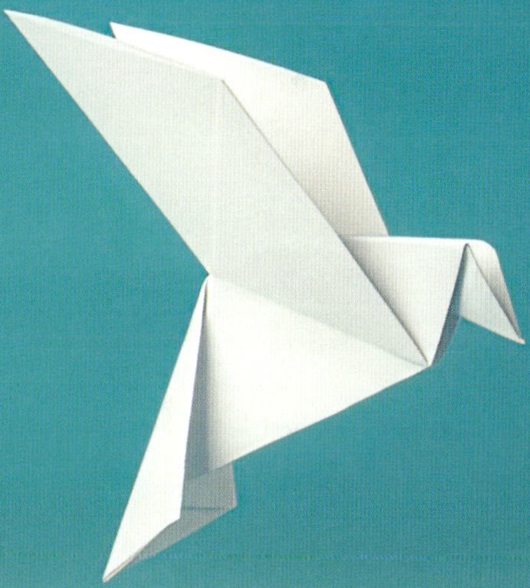

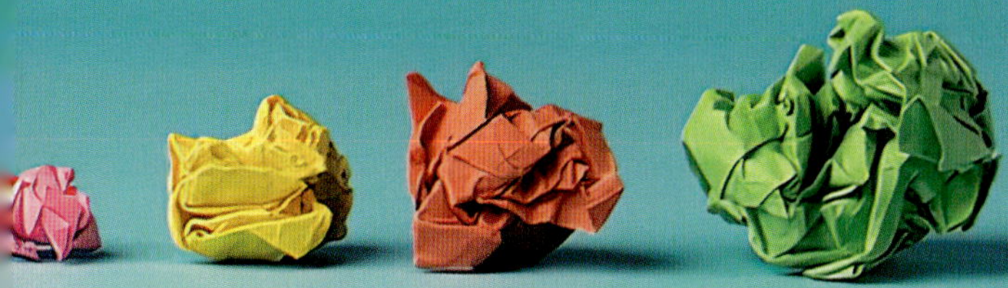

Herzlichst
Dieter Korfmann
Geschäftsführer DMSG Rheinland-Pfalz

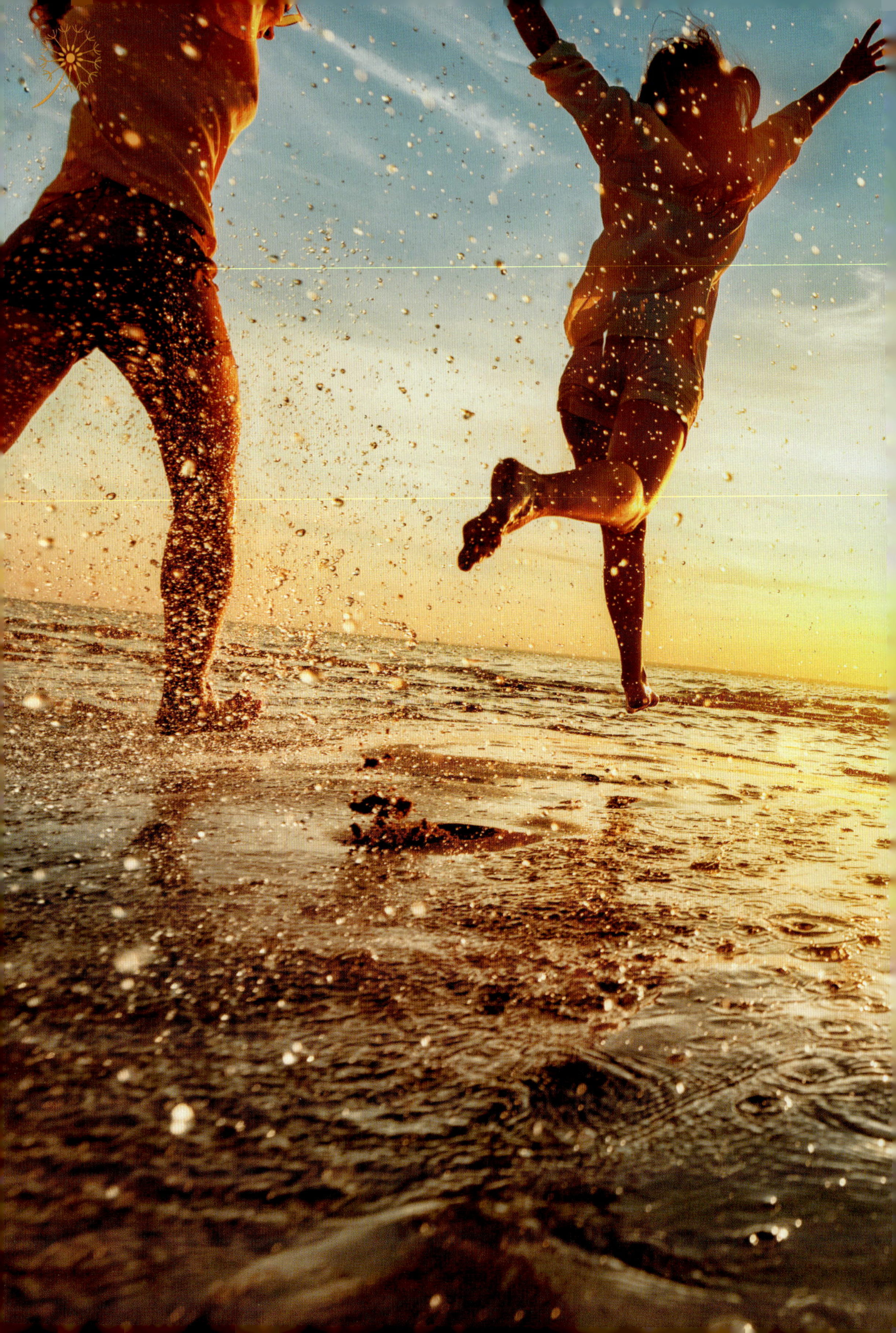

SPRING, DAMIT DU FLIEGEN KANNST.

Eine Geschichte vom Fallen,
von Verzweiflung und Wut.

Aber auch eine Geschichte vom Aufstehen,
vom sich finden, von Freude und Glück.

Eine Geschichte, die so nur das Leben schreiben kann.

SPRING, DAMIT DU FLIEGEN KANNST.

„In der Teeküche finden Sie ein paar Broschüren zu dem Thema. Da können Sie sich über die Krankheit informieren.“

EIN ABGRUND TAT SICH UNTER MEINEN FÜSSEN AUF UND ICH FIEL. ICH FIEL INS BODENLOSE.

ES WAR DER Tag, an dem ich die Diagnose MS (Multiple Sklerose) erhielt. Gleich nach diesem Satz war der diensthabende Oberarzt verschwunden und ich war allein. Auf die Bretter geschickt. An Aufstehen habe ich zu diesem Zeitpunkt auch nicht den Bruchteil einer Sekunde gedacht. Ich war starr, voller Angst und hatte nur ein einziges Wort im Kopf: „Shit“!

DA WAR ER NUN, der erste Satz. Der erste Satz, der so wichtig ist. Er entscheidet darüber, ob ich ein Buch gut finden werde. Oder ob ein neues Produkt erfolgreich auf dem Markt etabliert werden kann, weil der Slogan sofort in den Kopf geht. Ob mir jemand sympathisch ist. Oder ob er vielleicht sogar mein Leben verändert.
So war es bei mir.
Wenn du dieses Buch in den Händen hältst, hast du ebenfalls MS. Oder ein Angehöriger hat diese Diagnose bekommen; vielleicht dein Partner, ein Freund, oder jemand, der dir einfach nahe steht. Vielleicht kommst du mit dieser Diagnose noch nicht klar oder weißt nicht, wie du mit dem betroffenen Menschen umgehen sollst. Du ahnst, dass alles anders wird. Und so ist es auch. Aber ich, für meinen Teil, kann sagen, dass mein Leben nicht schlechter geworden ist. Es ist anders geworden. Wertvoller.

VIELLEICHT KANN ICH dir mit meiner Geschichte helfen, auf die Füße zu kommen. Denn in meiner Geschichte geht es um Angst und Wut, um das Suchen und Finden, um das Annehmen und schließlich Ankommen. Ich will dir nichts vormachen. Das geht nicht von heute auf morgen. Es ist ein Prozess. Manchmal schmerzhaft. Aber ich kann dir versprechen: Es lohnt sich, wenn du dich eine Zeit lang mal nur mit dir beschäftigst. Und nein, das ist kein Egoismus. Und selbst wenn, es ist wichtig für dich. Wichtig für die Heilung deines Selbst. Den Part kann dir die Medizin nicht abnehmen.

MS IST DIE Krankheit mit den 1000 Gesichtern. Du wirst auf der ganzen Welt nicht eine andere Person treffen, die die gleiche MS, die gleiche Kombination an Symptomen hat, wie du oder ich. Das liegt daran, dass jeder von uns einzigartig ist. Dass unser Gehirn einzigartig ist. Sicher, es ist ausgestattet mit denselben Grundfunktionen. Trotzdem denkst du anders, fühlst anders, redest anders und bewegst dich anders als ich. Deshalb sieht deine MS anders aus als meine. Aber wenn es gut läuft, erkennst du dich in meiner Geschichte in manchen Punkten wieder und ich kann dir meine Möglichkeiten näherbringen, mit dieser Krankheit umzugehen. Einen Anhaltspunkt geben oder sogar den rettenden Anker zuwerfen. Das würde mich freuen.

WARUM ICH DIESES Buch schreibe? Ehrlich gesagt weiß ich es nicht. Es ist nur ein Gefühl, dass ich es tun sollte. Ich hatte vor kurzem ein Gespräch mit einer großartigen Frau, die ich sehr schätze. Ich sagte ihr, dass ich das Gefühl hätte, etwas in mir zu haben, was mich stark macht. Etwas, das raus will, etwas, mit dem ich vielleicht anderen Menschen helfen könnte. Mit ein paar gezielten Fragen hat sie mich dann in Windeseile den Kern meines Gefühls entdecken lassen: anderen Menschen beim Umgang mit der Krankheit MS zu helfen.

> „VIRESCIT VULNERE VIRTUS!" | KRAFT WÄCHST AUS DER WUNDE

Denn es gibt so viel, das nicht in Büchern steht, und das einem die entsprechenden Institutionen nicht von selbst mitteilen.

RÜCKBLICKEND GESEHEN WEISS ich gar nicht, ob sie mir nur dazu geraten hat, dieses Buch zu schreiben, oder ob sie einfach gesagt hat: „Sie schreiben jetzt dieses Buch. Punkt." Sie glaubt an mich und das tut mir unfassbar gut. Danke!

SEI BEREIT, DASS du selbst viel recherchieren und erfragen musst. Aber mit meiner Geschichte gebe ich dir ein grobes Grundgerüst, das dir sowohl durch dein gefühlsmäßiges Chaos als auch durch deinen (neuen) Alltag mit der MS helfen kann.

MEIN PERSÖNLICHER, WICHTIGSTER Rat: Höre in dich hinein, höre auf deinen Körper, verfalle nicht in Panik, das gibt nur graue Haare. Tue alles das, was dir guttut, und umgib dich vor allem mit Menschen, die dir guttun. Dann wird alles gut und du kannst dein neues Leben genießen!

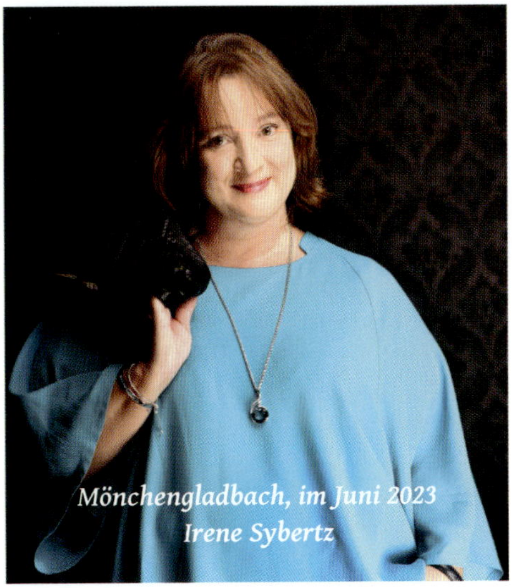
Mönchengladbach, im Juni 2023
Irene Sybertz

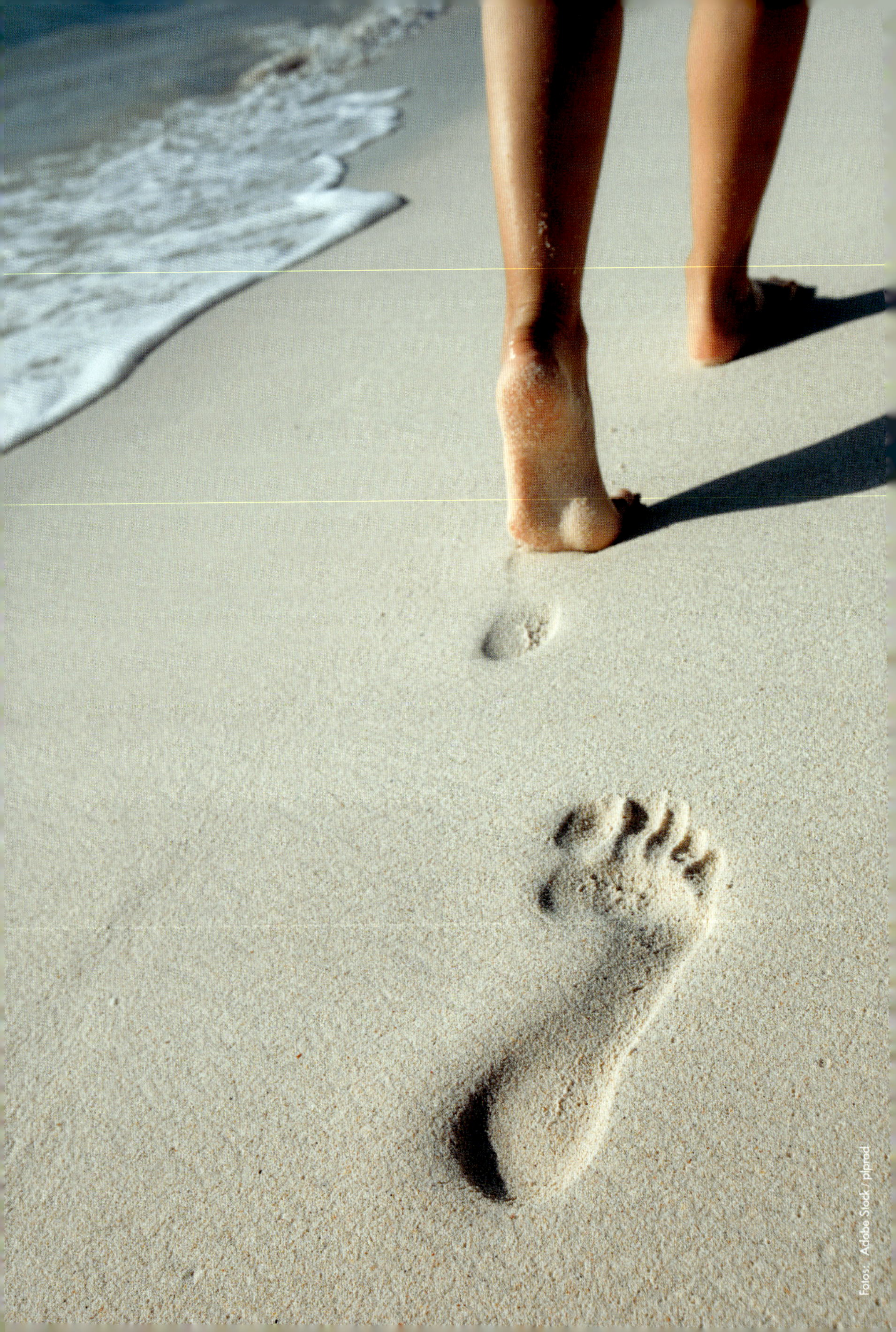

Fotos: Adobe Stock / piprod

AUF EINMAL GING ICH WIE DURCH SAND

Die ersten Symptome und der Behandlungsablauf.

Warum ein merkwürdiges Laufverhalten, plötzlich auftretende Schwindelanfälle, unerklärliche Stürze oder auch das Unvermögen kleine Dinge festzuhalten die Warnzeichen deines Körpers sein können.

DONNERSTAG, 12. NOVEMBER 2009

AUF DEM WEG vom Parkplatz in die Firma. Mein rechtes Bein fühlte sich an, als ob ich mit ihm im Sand laufen würde. Eigentlich eine nette Vorstellung, wenn es nicht der Gang auf hartem Asphalt gewesen wäre und das linke Bein sich völlig normal angefühlt hätte. Ich fragte mich noch, ob das vielleicht eine Nebenwirkung der Grippe-Impfung aus der Vorwoche war.

> *Geh du vor", sagte die Seele zum Körper, „auf mich hört er nicht. Vielleicht hört er auf dich." „Ich werde krank werden, dann wird er Zeit für dich haben", sagte der Körper zur Seele.*
>
> *(Ulrich Schaffer *1942, Fotgraf u. Schriftsteller)*

FREITAG, 13. NOVEMBER 2009

ES LAG WOHL am Datum, dass meine Unterschrift auf der Auftragsbestätigung an den Kunden nicht lesbar war. Merkwürdigerweise fühlte ich den Stift nicht richtig. Ich konnte ihn kaum festhalten. Ich erinnere mich noch daran, dass ich meinem Azubi gesagt habe: „Mensch, Nico, sieh dir das mal an, das kann ja kein Mensch lesen! Sei so gut, unterschreibe es im Auftrag für mich und sende das Fax dann an den Kunden."

SAMSTAG, 14. NOVEMBER 2009

MIT DEM VOLLEN Wäschekorb die Treppe runtergesegelt. Himmel, tat das weh! Aber was bin ich auch so blöd, nicht hinzusehen, wo ich hinlaufe? Selbst schuld. Ein paar Stunden später das Gleiche nochmal. Nur ohne Wäschekorb. Auf einmal war mein rechtes Bein weg. War ich über etwas gestolpert, was ich nicht gesehen hatte? Oder war die letzte Erkältung doch heftiger als gedacht und ich hatte sie mal wieder nicht ordentlich auskuriert?

NACHT VON SAMSTAG, 14. AUF SONNTAG, 15. NOVEMBER 2009

ALLE 15 BIS 20 Minuten aufgestanden, um zur Toilette zu gehen. Ich hatte das Gefühl, dass meine Blase nie richtig leer wurde. Aber ich hatte doch nicht mehr Wasser oder Kaffee über den

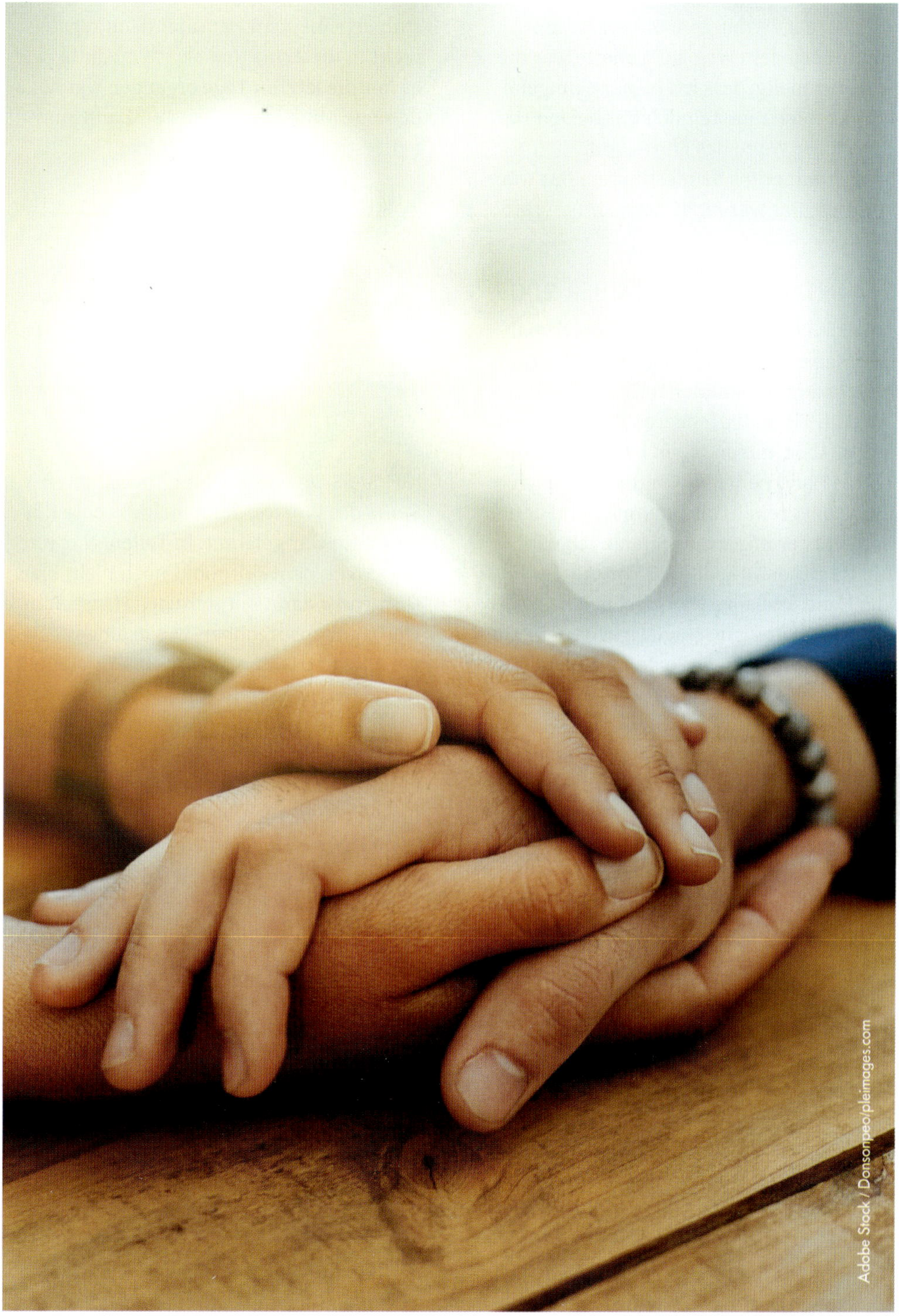
Adobe Stock / Donsonpeo/pleimages.com

Tag verteilt zu mir genommen als sonst auch? Bei jedem Weg zur Toilette war mir so schwindelig, dass ich beinahe umgefallen wäre. Ich musste mich mit beiden Händen an der Wand des Flures vom Schlafzimmer ins Bad festhalten. Das war komisch. Das war nicht normal.

SONNTAG, 15. NOVEMBER 2009

KAFFEEKRÄNZCHEN MIT MEINEM damaligen Mann am Nachmittag. Da es Richtung Advent zuging, standen auch Spekulatius auf dem Tisch. Die leckeren Butter-Spekulatius. Aber immer, wenn ich einen in die rechte Hand nehmen wollte, konnte ich ihn kaum greifen, und wenn ich ihn dann hatte, fiel er mir aus der Hand. Ich versuchte das dann spaßeshalber mit der linken Hand und alles war ganz normal. Plötzlich hatte ich Schwierigkeiten, im Gespräch die richtigen Worte zu finden. Ich wusste doch genau, was ich sagen wollte, musste aber dann fünf oder sechs ähnliche Worte wählen, die mir einfielen, bevor ich auf das kam, was ich eigentlich sagen wollte. Und du weißt ja: Wer den Schaden hat, braucht für den Spott nicht zu sorgen. Mein damaliger Mann fand das witzig. Ich nicht. Bis heute, und wir schreiben das Jahr 2023, habe ich nicht einen einzigen Spekulatius mehr gegessen. So weit so gut. Am nächsten Morgen würde ich gleich einen Termin beim Hausarzt vereinbaren. Für den späten Nachmittag; nach der Arbeit. Da legte aber mein Mann ein Veto ein.

MONTAG, 16. NOVEMBER 2009

HORST TELEFONIERTE AM Morgen des 16. November mit unserem Hausarzt und der hatte einen freien Termin, sodass wir direkt zu seiner Praxis fahren konnten. Ich stolperte meinem Hausarzt dann regelrecht in die Arme und als ich erzählte, wie es mir die letzten Tage ergangen war, wurde seine Mine immer ernster. Dann kam der erste Schock-Satz für mich:

> **“** *Sofort ins Krankenhaus! Ausschluss Multiple Sklerose. Ich mache Ihnen die Papiere fertig.“*

ICH SASS DA wie gelähmt. Im wahrsten Sinne des Wortes, denn meine rechte Körperhälfte war gelähmt. In Teilen. Nur war mir das zu dem Zeitpunkt noch nicht klar. Horst fuhr dann mit mir nach Hause. Ich war nicht ansprechbar, wie in einem Tunnel. Worte prallten an mir ab. Vor meinen Augen, in meinem Gehirn liefen die Worte wie auf einem Laufband: Multiple Sklerose Multiple Sklerose Multiple Sklerose. Das Einzige, was ich bis zu diesem Zeitpunkt über die Krankheit wusste, war, dass man nicht mehr unweigerlich im Rollstuhl landet und dass sie unheilbar, aber nicht unbedingt tödlich ist.

HORST HATTE IN der Zwischenzeit Kontakt zur neurologischen Klinik aufgenommen, die mich aber erst drei Tage später aufnehmen konnte. Ich bin ein Mensch, der schwierige Situationen lieber gestern als heute angeht. Und so waren die rund 72 Stunden mehr als schwer zu ertragen. Ich fing an, im Internet zu recherchieren, und hatte dann doch wieder ein bisschen Hoffnung, da die Symptome der Multiplen Sklerose ähnlich sind wie bei einigen anderen neurologischen Erkrankungen. Borreliose zum Beispiel, oder auch ein Schlaganfall. Ich weiß nicht warum, aber einen Schlaganfall schloss ich für mich aus. Blieb noch die Borreliose, was für mich einen Sinn ergab, da Horst und ich zu diesem Zeitpunkt drei Hunde hatten. Meine Polly, eine Deutsche Langhaar-Schäferhündin, spürte offenbar, dass es mir nicht gut ging. Ohne dass ich etwas gesagt hätte, wich sie mir nicht mehr von der Seite. Das hat mir gutgetan. Meine treue Freundin Polly, die nicht fragte, sondern nur bedingungslos zu mir hielt. Horst konnte zu diesem Zeitpunkt schon nicht mehr mithalten. Das wurde mir allerdings erst viel später bewusst.

IN DER VERBLEIBENDEN Zeit, bis zur Aufnahme in die Klinik, meldete ich mich in der Firma krank und organisierte den Haushalt noch so gut ich konnte. Ich gab Horst Instruktionen, was die Versorgung unserer Tiere anging, und erklärte ihm die Waschmaschine. Ich schrieb ihm noch einen Zettel, für welche Wäsche er welches Programm wählen sollte.

ICH GEBE DIR mal einen kleinen Eindruck, was in Sachen Schrift und Schreiben nur noch für mich möglich war. Schreibschrift ging gar nicht mehr; ebenso die Unterscheidung von Groß- und Kleinbuchstaben. Mein Gehirn schien alles vergessen zu haben. Es fällt mir heute noch schwer, einen Stift über längere Zeit zu halten oder etwas längere Texte mit der Hand zu schreiben. Für die kategorischen Weihnachtskarten jedes Jahr, muss ich zum Beispiel mehrere Tage für rund 20 Karten einplanen. Mehr als fünf bis sechs pro Tag sind bis heute nicht möglich.

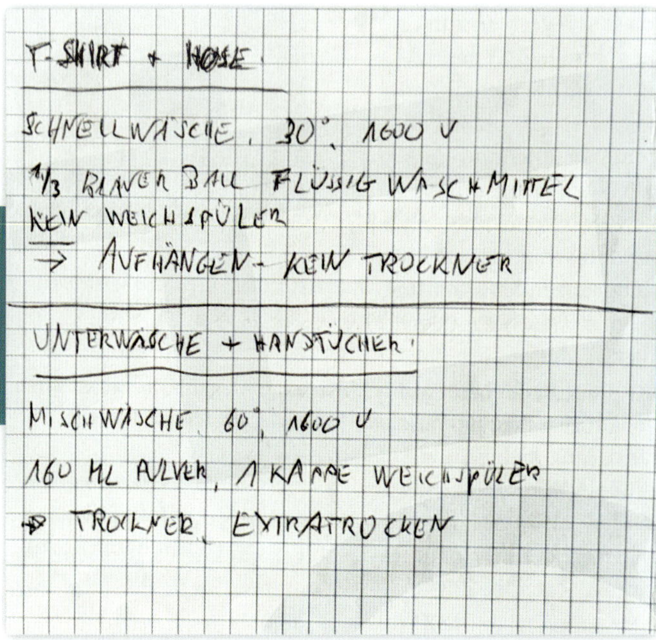
T-SHIRT + HOSE

SCHNELLWÄSCHE, 30°, 1600 U
1/3 BLAUER BALL FLÜSSIG WASCHMITTEL
KEIN WEICHSPÜLER
→ AUFHÄNGEN - KEIN TROCKNER

UNTERWÄSCHE + HANDTÜCHER

MISCHWÄSCHE, 60°, 1600 U
160 ML PULVER, 1 KAPPE WEICHSPÜLER
→ TROCKNER, EXTRATROCKEN

Heute ist meine Handschrift zwar wieder lesbar und ich kann auch wieder Groß- und Klein-schreibung berücksichtigen, zu meiner alten Form, zu meiner alten, schönen Handschrift, habe ich zu meinem Bedauern jedoch nie wieder zurückgefunden.

DONNERSTAG, 19. NOVEMBER

HORST FUHR MICH morgens zur Aufnahme in die neurologische Klinik, die nur rund 30 Minuten von unserem Wohnort entfernt war und einen exzellenten Ruf in Bezug auf die Behandlung neurologischer Erkrankungen genoss. (Das tut sie übrigens noch heute). Ein Flachdach-Bau aus den späten 60er Jahren. Und so war auch die Innenausstattung. 15 Zweibettzimmer auf „meiner" Station, Toiletten und Duschen auf dem Flur. Sowohl für die Damen als auch die Herren jeweils ein Toilettenraum mit drei Sitzplätzen, pastellgelben Fliesen mit Pril-Blumen-Aufklebern über dem Waschbecken; der jeweilige große Duschraum verfügte über je drei separate Duschzellen. Ich beschloss, morgens schon 30 Minuten vor dem offiziellen Wecken durch die Krankenschwestern zu duschen, um dort wenigstens ein bisschen Privatsphäre zu haben. Welch großartiges Gefühl es ist, wenn du unter Inkontinenz leidest, eigentlich schon gestern zur Toilette musst, dann aber alle drei besetzt sind, brauche ich dir nicht zu erzählen. Glücklicherweise gibt es für solche Fälle Hilfsmittel in Form von Slipeinlagen. Aber die Zimmer waren okay; Krankenhauszimmer eben. Der Blick hinaus war schön, denn er ging über den krankenhauseigenen Park und in angrenzende Felder und Wiesen. Ein Blick, den ich schätzen lernte. Aber viel wichtiger als der äußere Rahmen war natürlich das Pflegepersonal sowie die Ärzte. Ehrlich gesagt störte mich das ganze fünf Jahre lang nicht. Bis auf die Sache mit den Toiletten. Denn ich war ab 2009 bis einschließlich 2013 jährlich mindestens einmal dort, weil ich entsprechende, sogenannte MS-Schübe hatte. Mehr oder weniger ausgeprägt. Die Klinik wurde neu gebaut und den „Luxus" der neuen Klinik durfte ich dann mit den bekannten Gesichtern des Pflegepersonals und der Ärzte genießen.

DER ARZT, DER auch später für mich zuständig war und mir letzten Endes auch die Diagnose übermittelte, klärte mich im Beisein von Horst kurz auf, was nun mit mir passieren sollte. Diverse Blutuntersuchungen, da somit Borreliose ausgeschlossen oder bestätigt werden kann, eine Ultraschall-Untersuchung der Halsschlagader zum Ausschluss oder Bestätigung eines Schlaganfalls, eine Computertomographie des Kopfes, um mögliche Veränderungen im Gehirn zu erkennen, EEG, EKG und letztendlich eine Lumbalpunktion, d.h., das Ziehen von Gehirnwasser (Liquor), mittels einer Spritze mit einer langen Hohlnadel, aus der Wirbelsäule. Ja, das ist genauso fies, wie es sich anhört. Wenn es dann tatsächlich Multiple Sklerose wäre, dann würde mit einer Kortison-Stoßtherapie begonnen werden. Das bedeutet im „Regelfall" fünf Tage hochdosiertes Kortison (tägl. 1000 mg), intravenös über eine Infusion. Aber das würde erst entschieden, wenn alle Ergebnisse vorlägen und somit auch die entsprechende Diagnose.

SOMIT STAND DER Fahrplan und Horst verabschiedete sich von mir. Ich packte meine Tasche aus und wartete, auf meinem Bett sitzend, darauf, dass es losging.

UND WIE ES losging. Ich hatte auf einmal eine Nadel nach der anderen im Arm. Blutabnahmen. Eines werde ich nie verstehen. Wenn doch die Ärzte wissen, dass diverse Kanülen mit dem Blut eines Patienten an verschiedene Stellen geschickt werden müssen, um sie auszuwerten. Warum kann man dann nicht einmal, von mir aus fünf, sechs, sieben oder acht Kanülen Blut ziehen und die dann entsprechend verteilen? Warum immer wieder neu stechen? Vor allem, wenn die Patientin sagt, dass sie schlechte Venen von Haus aus hat? Ich konnte regelrecht zusehen, wie sich meine Armbeugen verfärbten. In den Folgetagen trug ich sowohl mein khakifarbenes Lieblingsshirt als auch mein lilafarbenes Shirt. Die waren perfekt farblich auf die Blutergüsse in meinen Armbeugen abgestimmt. Ein Teil der Blutergebnisse kam noch vor dem Wochenende. Mehr oder weniger ohne Befund. Das CT zeigte, dass da was im Gehirn war, was da nicht hingehörte. Es könnte zu einem Schlaganfall gehören oder aber auch eben zu dem Bild einer Multiplen Sklerose. Somit wurde ein MRT gleich für den Montagmorgen angesetzt. Dazu würde ich mit einem Taxi von der Klinik in Meisenheim (Kreis Bad Kreuznach) zu einer Praxis für Radiologie nach Idar-Oberstein gefahren werden. Die Ultraschall-Untersuchung der Halsschlagader und das EKG ergaben, dass es sich, aller Voraussicht nach, nicht um einen Schlaganfall handeln würde. Die bösen Worte Multiple Sklerose rückten immer näher in mein Bewusstsein und mein behandelnder Arzt versuchte mich auf die Möglichkeit vorzubereiten. Denn meine Symptome wurden immer ausgeprägter. Von Gehen war nicht mehr die Rede; ich torkelte regelrecht. Ich hatte ständig das Gefühl zu fallen, weil mir schwindelig war, und die Toilette mutierte zu meiner besten Freundin. Noch am gleichen Tag das EEG und auch die Lumbalpunktion. Danach musste ich zwei Stunden am Stück möglichst bewegungslos auf dem Bauch liegen, um das Nachfließen von Gehirnwasser, starke Kopfschmerzen oder auch Schmerzen an der Einstichstelle zu vermeiden. Aber all die Untersuchungen bis hierher wirst du auch kennen.

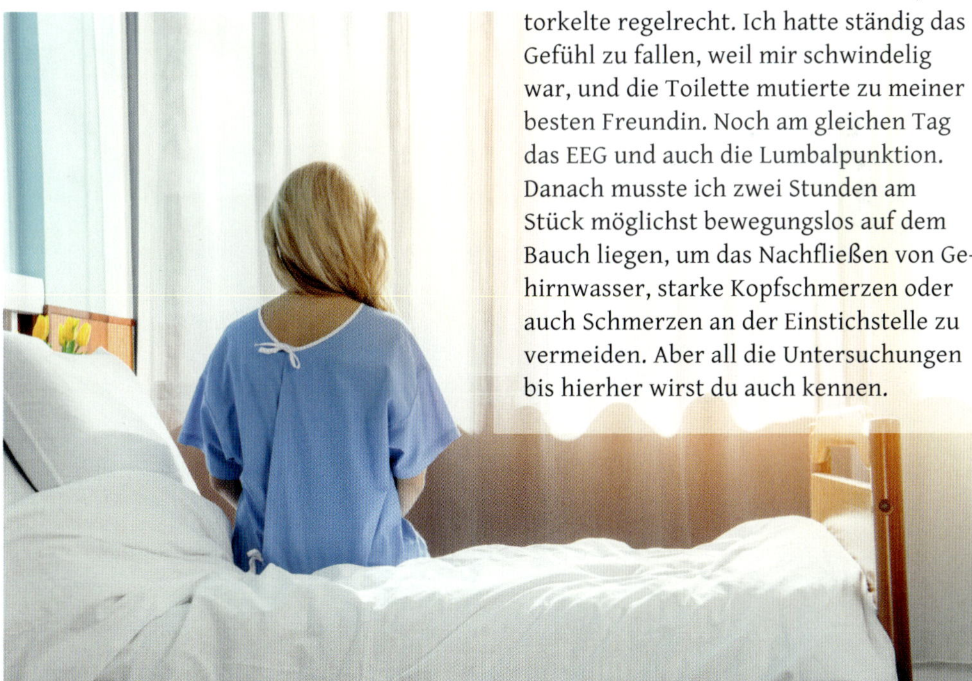

Adobe Stock / LIGHTFIELD STUDIOS

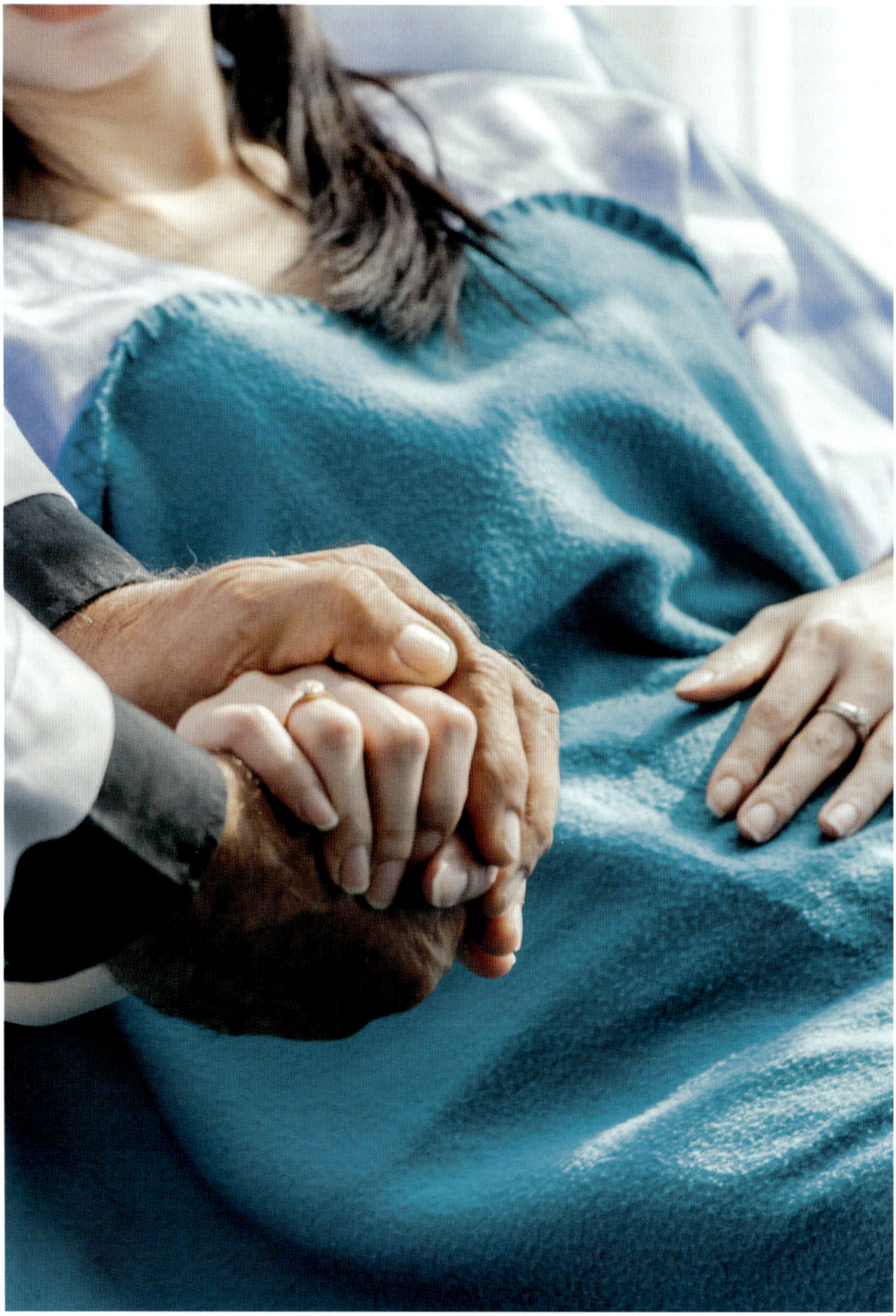

Adobe Stock / Pitchayaarch

AM WOCHENENDE PASSIERTE das, was eigentlich immer in Krankenhäusern passiert: nichts; bis auf das kategorische Blutdruckmessen. Das Pflegepersonal war lieb und nahm sich auch das ein oder andere Mal Zeit für mich. Sie sahen, welche Angst ich hatte. Das Essen war gut. Ich war noch allein auf dem Zimmer. Eine Bettnachbarin wurde mir für den kommenden Montag angekündigt. Ich versuchte, mich mit Lesen abzulenken, dem Blick in den schönen Park und mit Musikhören. Horst ließ sich das ganze Wochenende über nicht blicken. Wir telefonierten nur. Aber ich vermisste meine Polly. Ich war allein mit meiner Angst und den Millionen Gedanken und Szenarien, die mir durch den Kopf schossen.

MONTAG, 23. NOVEMBER

MONTAGMORGEN DANN DER Tag, der mein ganzes Leben verändern sollte. Ich wurde zu meinem MRT-Termin gefahren; dem ersten von mittlerweile rund 25 im Laufe von knapp 14 Jahren. Nach dem MRT gab es eine kurze Besprechung mit dem Radiologen. Und der hatte eine Art, mir die Dinge mitzuteilen, wie eine Axt im Wald.*

MIR WURDEN DIE Bilder in die Hand gedrückt, die ich meinem Arzt im Krankenhaus übergeben solle; der Bericht würde umgehend gefaxt werden. Ich weiß gar nicht mehr, wie ich zum Taxi kam. Während der rund 30 Minuten dauernden Rückfahrt brach alles aus mir heraus. Ein Meer von Tränen, wie ich es nur anlässlich des Todes meines Vaters kannte. Gedanklich verabschiedete ich mich von meinem Leben und ja, ich formulierte im Kopf bereits mein Testament. Der arme Taxifahrer wusste gar nicht, wie er mich beruhigen sollte. An der Klinik angekommen brachte er mich, tränenüberströmt, auf meine Station. Schwester Helga sah mich und nahm mich wortlos in den Arm und hielt mich fest. Sie brachte mich auf mein Zimmer, in dem mittlerweile meine Bettnachbarin angekommen war. Eine liebe, ältere Dame, Erika. Schlaganfall.

WIR VERSTANDEN UNS auf Anhieb. Sie ließ mir die Ruhe, zu mir zu kommen und das, was mich ganz offensichtlich so bedrückte, erstmal zu verarbeiten. Ich betete, dass es doch bitte nur Multiple Sklerose wäre. Ich musste an meinen lieben Kollegen Harald denken, der wenige Jahre zuvor seinem Gehirntumor, nach mehreren Chemotherapien, erlegen war. Zwei Stunden später ließ sich mein behandelnder Arzt, samt Entourage, blicken. Mit meiner Patientenakte aufgeschlagen in der Hand sagte er:

**„Es sind multiple, bis 20 mm große Entzündungsherde im zentralen Nervensystem zu sehen. Das spricht für Multiple Sklerose. Außerdem haben Sie ein Meningeom mit einem Durchmesser von 26 mm. Das sitzt an so einer exponierten Stelle, dass man es nicht operieren kann. Wenn es bösartig ist, kann man nur mit Bestrahlungen oder einer Chemotherapie agieren."*

“ES IST MS. WIE WIR ES VERMUTET HABEN.

Der Befund des MRTs, in Verbindung mit dem Befund des Gehirnwassers, ist eindeutig. Wir fangen jetzt sofort an mit der Kortison-Stoßtherapie. Fünf Tage lang jeweils 1000 mg Urbason. Wenn das nicht reicht, dann setzen wir noch drei Tage à 2000 mg obendrauf. Das wird Ihre Beschwerden lindern. Nicht aber die Krankheit heilen. Multiple Sklerose ist unheilbar. In der Teeküche finden Sie ein paar Broschüren zu dem Thema. Da können Sie sich über die Krankheit informieren.“

ICH WAR WIE erschlagen; aber irgendwie froh, dass es nur die Multiple Sklerose war, von der ich nichts wusste, außer, dass diese Krankheit mich nicht zwangsläufig in den Rollstuhl bringen würde. Aber ich ahnte, dass da etwas auf mich zu rollte, dass ich noch nicht benennen konnte. Nun nahm mich Erika in den Arm und sagte mir, dass sie für mich da sei, wenn ich so weit sei. Keine zehn Minuten später bekam ich meine erste Kortison-Infusion. Ich vermisste Polly. Ich wollte mein Gesicht nur noch in ihr Fell drücken und ihre Wärme spüren. Horst wusste zu dem Zeitpunkt noch nichts. Er hatte sich für den späten Nachmittag angekündigt. Ich war froh darüber, denn zu diesem Zeitpunkt wollte ich niemanden sehen und hören.

DIE FOLGENDEN FÜNF Tage danach bekam ich also jeweils 1000 mg Kortison intravenös. Und dieses Teufelszeug zeigte schon in kürzester Zeit

Wirkung. Meine Sprache verbesserte sich, ebenso mein Gleichgewichtsgefühl, meine Harninkontinenz. Ebenso konnte ich so langsam einen Stift halten, ein paar Worte schreiben oder besser gesagt „besser kritzeln“. Mein torkelnder Gang wurde besser – aber bis heute nie wieder richtig gut. Mein rechter Fuß hat bis heute noch eine Fußhebeschwäche und eine Stellung, wie man sie bei Rennrodlern während der Fahrt im Eiskanal beobachten kann. In Ruheposition zeigt er nach innen und nach unten. Aber auch hierfür gibt es eine Möglichkeit, das zu ändern. Doch dazu später mehr. Die Lähmung meiner rechten Gesichtshälfte hat sich bis heute, fast 14 Jahre später, ebenfalls nur geringfügig zurückgebildet. Sie „hängt“ ein bisschen, wie man es zum Teil bei Schlaganfallpatienten beobachten kann.

ZUM GLÜCK VERTRUG ich diese Mengen an Kortison gut. Die einzigen Nebenwirkungen für mich: Schon nach 10 Minuten Infusion hatte ich den ganzen Tag lang einen metallischen Geschmack im Mund. Von einer angehenden Lebensmitteltechnikerin habe ich vor kurzem erfahren, dass an einer Art Kaugummi „von metallisch nach süß“ gearbeitet wird. Denn Krebspatienten, die eine Chemotherapie erhalten, kennen diesen metallischen Geschmack im Mund ebenfalls. Dieses neuartige Kaugummi verwandelt dann diesen Geschmack von metallisch zum Beispiel in Geschmack nach Erdbeeren. Ich hätte mir dieses Kaugummi schon vor Jahren gewünscht. Aber wer weiß, wann oder ob überhaupt dieses Kaugummi auf den Markt kommt. Aus meiner Sicht gesehen auf jeden Fall mehr als wünschenswert.
Eine weitere Nebenwirkung für mich war, dass ich mich wie ein aufgekratzter Hamster fühlte, der den Ausgang aus seinem Hamsterrad nicht findet. Einerseits hellwach und voller Energie, aber gleichzeitig erledigt. In Kombination mit den Schlafstörungen, die diese Mengen Kortison sowieso schon hervorrufen, der Supergau.
Und dabei wollte ich doch nichts mehr als

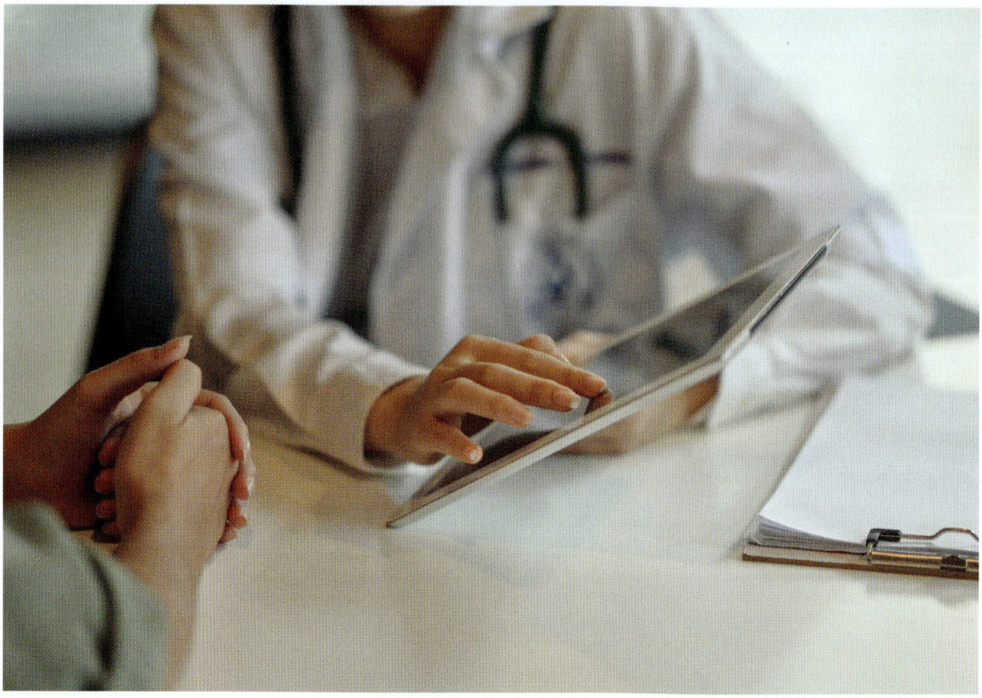

schlafen, vergessen und beim Aufwachen feststellen, dass es sich doch nur um einen Albtraum handelte. Aber dem war leider nicht so. Nach einer Woche machte sich in meinem Gesicht, meinen Schultern und auf meinem Rücken die Kortison-Akne breit (die sogenannte Steroidakne), in Form von unzähligen entzündeten und eitrigen Knötchen. Glaube mir, hier hilft nichts, außer das auszusitzen und zu warten, bis sich das Kortison in deinem Körper wieder abbaut. Zum Glück hatte ich keine Wassereinlagerungen oder verstärkten Appetit, wie es bei der Kortison-Einnahme oft der Fall ist.

PRAXIS-TIPP: INJEKTION ODER TABLETTEN?

MEIN SPÄTERER NEUROLOGE wollte mal einen akuten, leichten Schub bei mir mit höher dosierten Kortison-Tabletten behandeln (400 mg pro Tag), um mir einen Krankenhaus-Aufenthalt und die 1000 mg-Infusionen zu ersparen. (Ich habe mal gelesen, dass die Jahreshöchstdosis Kortison für einen Menschen bei 11.000 mg liegt. Bei einer typischen Kortison-Stoßtherapie erhältst du schon fast die Hälfte in fünf Tagen; wenn du Pech hast, wie ich zum Beispiel bei einigen Schüben, erhältst du zusätzlich drei Tage lang Infusionen mit jeweils 2000 mg Kortison. Also die Jahresdosis von 11.000 mg in acht Tagen. Das muss dein Körper erstmal verkraften. Aber es ist im Fall eines akuten Schubes das Mittel und die Therapie der ersten Wahl, damit unser fehlgeleitetes Immunsystem nicht noch mehr Schaden in unserem Körper anrichtet.) Mein Gesicht wurde immer runder, der Appetit immer größer; ebenso meine Erdanziehungskraft – so zeigte es

zumindest meine Waage. Ich persönlich wähle seitdem, wenn es erforderlich ist, die intravenöse Kortison-Gabe.
Während meiner Behandlung im Krankenhaus erhielt ich mehrfach Besuch vom Krankenhausseelsorger. Er versuchte, mich aufzurichten und mir Mut zu machen. Ich war aber zu diesem Zeitpunkt noch nicht bereit, meine Diagnose zu akzeptieren. Irgendwo musste ein Fehler sein. Ein Missverständnis vielleicht? Es konnte nicht sein, dass ich auf einmal unheilbar krank war! Doch nicht ich! Aber eine MS-Schwester nahm sich meiner noch im Krankenhaus an und klärte mich auf, was die MS überhaupt ist, wie man sie behandelt, wie man mit ihr lebt. Der wichtigste Satz, der in diesen Gesprächen bei mir hängen geblieben ist, lautet:

> “ *ALLES KANN; NICHTS MUSS!*
>
> *&*
>
> *ICH LEBE MIT DER MS, NICHT DIE MS LEBT MICH.* ”

PRAXIS-TIPP: DU MÖCHTEST WISSEN, WAS EINE „MS-SCHWESTER" IST?

MS-SCHWESTERN GEHÖREN zum medizinischen Fachpersonal. Sie sind Krankenschwestern bzw. Krankenpfleger, die mindestens zwei Jahre in einer neurologischen Arztpraxis oder auf einer neurologischen Station in einem Krankenhaus gearbeitet haben. Sie haben Aus- und Fortbildungen über die DMSG (Deutsche Multiple Sklerose Gesellschaft) in Sachen MS erhalten und sind somit ein, wenn nicht sogar das, Bindeglied zwischen Menschen mit MS und dem behandelnden Arzt. Sie beantworten dir Fragen, von denen du nicht weißt, dass du sie überhaupt hast und für deren Beantwortung in der Praxis deines Neurologen einfach zu wenig Zeit ist. Sie kommen (für dich kostenlos) zu dir ins Haus. Sie klären dich über die Behandlungsmöglichkeiten auf, erklären dir die Medikamente und deren möglichen Nebenwirkungen. Sie geben dir auch Tipps für deinen Alltag und oftmals nehmen sie dich auch einfach nur in den Arm und hören dir zu, wenn du es brauchst. MS-Schwestern zeigen dir außerdem, wie du dir dein MS-Medikament selbst injizierst, wenn dein Neurologe bzw. dein behandelnder Arzt im Krankenhaus ein entsprechendes verschrieben bzw. angeordnet hat. Sie nehmen dir die Angst vor diesen Injektionen und erklären dir den Umgang mit dem entsprechenden Medikament, z.B. ob es lückenlos kühl gelagert werden muss.

ICH RATE DIR, für den Anfang, unbedingt Kontakt zu einer MS-Schwester zu suchen. Meistens wissen schon die behandelnden Ärzte im Krankenhaus, wer Ansprechpartner für dich ist, oder dein behandelnder Neurologe. Ganz besonders möchte ich dir die DMSG (bzw. den Landesverband für deine Region) ans Herz legen. In meinem Fall war und ist das die DMSG Rheinland-Pfalz mit Sitz in Mainz. Ich bekomme kein Geld dafür, wenn ich diese Gesellschaft erwähne. Ich tue das, weil ich persönlich sehr viel Hilfe und Aufklärung in Sachen MS von meinen „Mainzern" erhalten habe. Die Menschen, die dort arbeiten, sind kompetente Partner, auf die du dich verlassen kannst. Du ahnst (noch) nicht, wie viel Müll in Sachen MS im Internet zu finden ist. Schalte deinen gesunden Menschenverstand ein. Wenn dir jemand sagt, dass Globuli, den Mond anheulen oder kalt duschen die MS heilen können, dann frage dich, warum diese Personen, die diese „Therapien" für wirksam erklären, noch nicht den Nobelpreis für Medizin erhalten haben. Lass dich nicht ins Bockshorn jagen. MS ist definitiv nicht heilbar! Aber diese Krankheit ist behandelbar; insbesondere was Symptome und Begleiterkrankungen anbelangt.

IN DEN FÜNF Tagen meiner Behandlung passierte sonst nichts weiter. Ich bekam schon Physiotherapie und Ergotherapie, da die Feinmotorik meiner rechten Hand gelitten hatte. Ebenso kümmerte sich ein Logopäde um mich, der mich sprachlich, so gut es ging, wieder halbwegs fit machte. In der Zwischenzeit wurde ich darüber informiert, dass ich nur wenige Tage nach meiner Entlassung eine Anschlussheilbehandlung in einer Reha-Klinik für neurologische Erkrankungen in Bad Camberg antreten sollte. Ich fand, dass das eine gute Idee war, um zu mir zu kommen, um all das Verstehen zu lernen und ich willigte ein. Ich hatte kein schlechtes Gewissen, Horst nun für die nächsten Wochen allein zu lassen und auch nicht meiner Firma gegenüber. Jetzt war ich mal dran. Nur Polly – die würde ich wirklich vermissen.

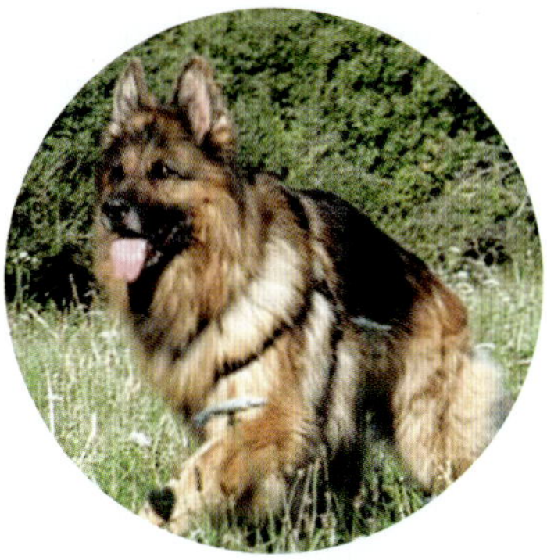

2. DEZEMBER 2009

ICH WURDE AUS der Klinik entlassen. In meinem abschließenden Arztbericht standen die Sätze:

> ***„Eindeutiger Befund eines chronisch-entzündlichen ZNS-Prozesses. Diagnose: Encephalomyelitis Disseminata (ED), schubförmiger Verlauf"***

ICH WAR AUF einmal krank, unheilbar krank, chronisch krank. Ich würde den Rest meines Lebens mehr oder weniger regelmäßig mit Ärzten und Medikamenten zu tun haben. Mein Leben, so, wie ich es kannte bzw. so, wie ich es gelebt habe, war vorbei.

HEUTE SAGE ICH: Das ist auch gut so! Okay, ich trauere einigen Dingen hinterher, was zum Beispiel diverse Körperfunktionen angeht. Aber ich habe, besonders in den vergangenen vier Jahren, so viel Positives erfahren. So viel gelernt, vor allem aber mich selbst kennengelernt. Ich mache nun wieder Dinge, die ich die letzten 20 Jahre nicht mehr gemacht habe, wie zum Beispiel nachmittags in der Stadt Kaffee trinken gehen oder ins Schwimmbad. Ich male, ich lese, ich höre Musik, ich sehe mir meine aktuelle Lieblingsserie an, gehe ins Kino, wann ich will und solange ich will. Und weißt du, was das Beste daran ist? Ich mache all das, ohne ein schlechtes Gewissen zu haben, weil andere Dinge möglicherweise wichtiger sind, wie zum Beispiel, dass ich eigentlich die Ablage in meiner kleinen Büroecke machen müsste.

VON DAMALS BIS HEUTE

Im Laufe meiner bisher nun knapp 14 Jahre andauernden MS-Historie habe ich mehrere Medikamente durch. Das Medikament der knapp vierjährigen Basistherapie mit Interferon-beta-1a, was ich anfangs einmal wöchentlich in meinen Oberschenkelmuskel, bzw. später ein anderes Medikament dieser Gruppe alle zwei Tage subkutan an den verschiedensten Stellen meines Körpers spritzen musste.

DA ICH TROTZ dieser Medikamente ein bis zwei Schübe jährlich hatte, wurde ich dann mit einem Medikament (monoklonaler Antikörper) aus der Eskalationstherapie behandelt, was vierwöchentlich als Infusion verabreicht wird. Nach acht Jahren dieser Therapie haben meine Venen nicht mehr mitgespielt; die Flüssigkeit der Infusion lief nur noch in mein Gewebe, was sehr schmerzhaft ist. Trotz allem war diese Zeit eine ruhige, was Schübe betraf. Es waren nur zwei. Dafür war der Letzte der Schlimmste (dazu an anderer Stelle mehr).

ALLE VON MIR genannten Medikamente sind für den schubförmigen Verlauf der MS. Seit sechs Jahren hatte ich keinen offen aufgetretenen Schub mehr. Trotzdem ist die Krankheit aktiv, was sich in einer schleichenden Verschlechterung mancher meiner Körperfunktionen bemerkbar macht. Meine MS ist in den sogenannten „aktiven sekundär progredienten (schleichenden) Verlauf" übergegangen. Seit einem guten Jahr hat mein Neurologe mich auf ein neues Medikament in Tablettenform (Sphingosin-1-Phosphat-Rezeptor-Modulator) eingestellt. Am liebsten würde ich ihn jedes Mal umarmen, wenn ich ihn sehe, denn es geht mir derzeit gut unter dieser Behandlung und er hat mir Freiheit gegeben. Freiheit von vierwöchentlichen Infusionen und somit Freiheit von Schmerzen, die damit zum Schluss verbunden waren.

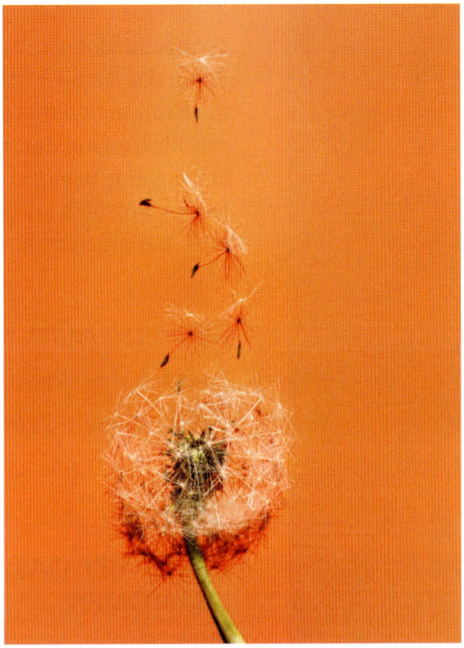

TROTZ ALLEM KÖNNEN alle auf dem Markt befindlichen Medikamente für die schubförmige oder schleichende MS, diese nicht heilen. Sie können aber den Krankheitsverlauf verlangsamen, für eine schubärmere Zeit sorgen und somit eine mögliche (Verschlechterung einer) Behinderung vermeiden.

AUCH WENN MIR meine MS Probleme im Alltag bereitet durch eingeschränkte Körperfunktionen, durch Begleiterkrankungen wie das Restless-Legs-Syndrom, Harn-Inkontinenz, Fatigue, Doppelbilder, mehr oder minder ausgeprägte Spastiken und auch den ein oder anderen Sturz, weil mein rechtes Bein sich gerne mal

unangemeldet verabschiedet, und im Sommer durch das lästige Uhthoff-Phänomen: Ich habe mich mit meinem Körper arrangiert und Frieden geschlossen mit den zwei Buchstaben. Ich habe lange genug dagegen angekämpft, viele Tränen vergossen, mich zurückgezogen, niemanden an mich herangelassen.

Aber letztendlich musste ich feststellen, dass ich das Wichtigste verpasse: das bzw. mein Leben.

PRAXIS-TIPP DAS UHTHOFF-PHÄNOMEN

DAMIT BEZEICHNET MAN die Tatsache, dass sich die vorhandenen MS-Symptome im Sommer verschlimmern können. Don't panic. Abkühlung hilft. Erst wenn ein neues Symptom hinzukommt und länger als 48 Stunden anhält, solltest du dich mit deinem Neurologen in Verbindung setzen.

HEUTE RUHE ICH in mir. Ich habe die Prioritäten in meinem Leben anders gesetzt; Ballast der verschiedensten Lebensbereiche abgeworfen, mich neu ausgerichtet. Ich habe zu mir selbst gefunden. Ich weiß nun, wer ich bin, was ich kann und vor allem, was ich will. Das Leben genießen, mich an den kleinen und großen Dingen erfreuen und ich habe das Glück in mein Herz gelassen.

Adobe Stock / globalmoments

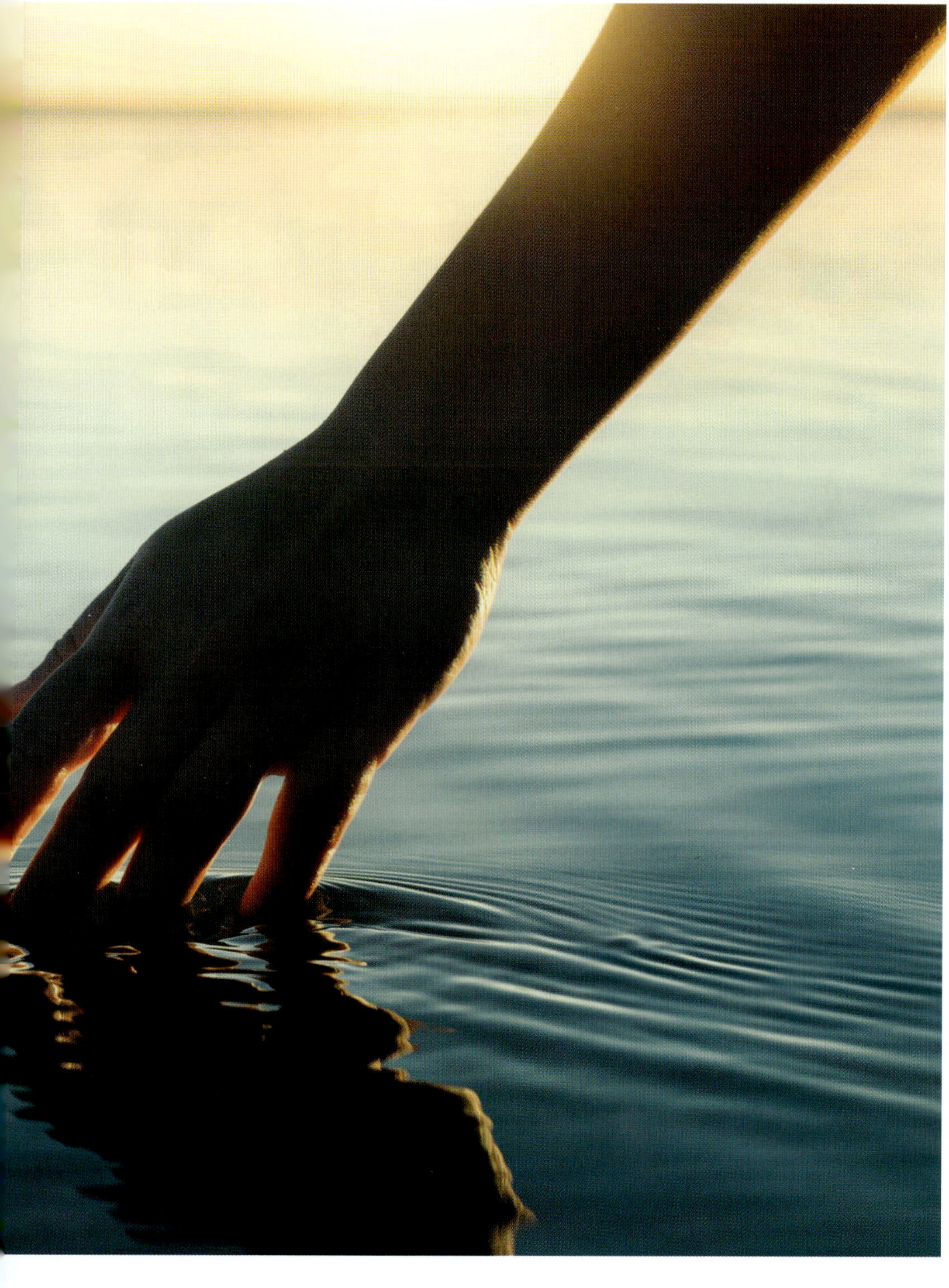

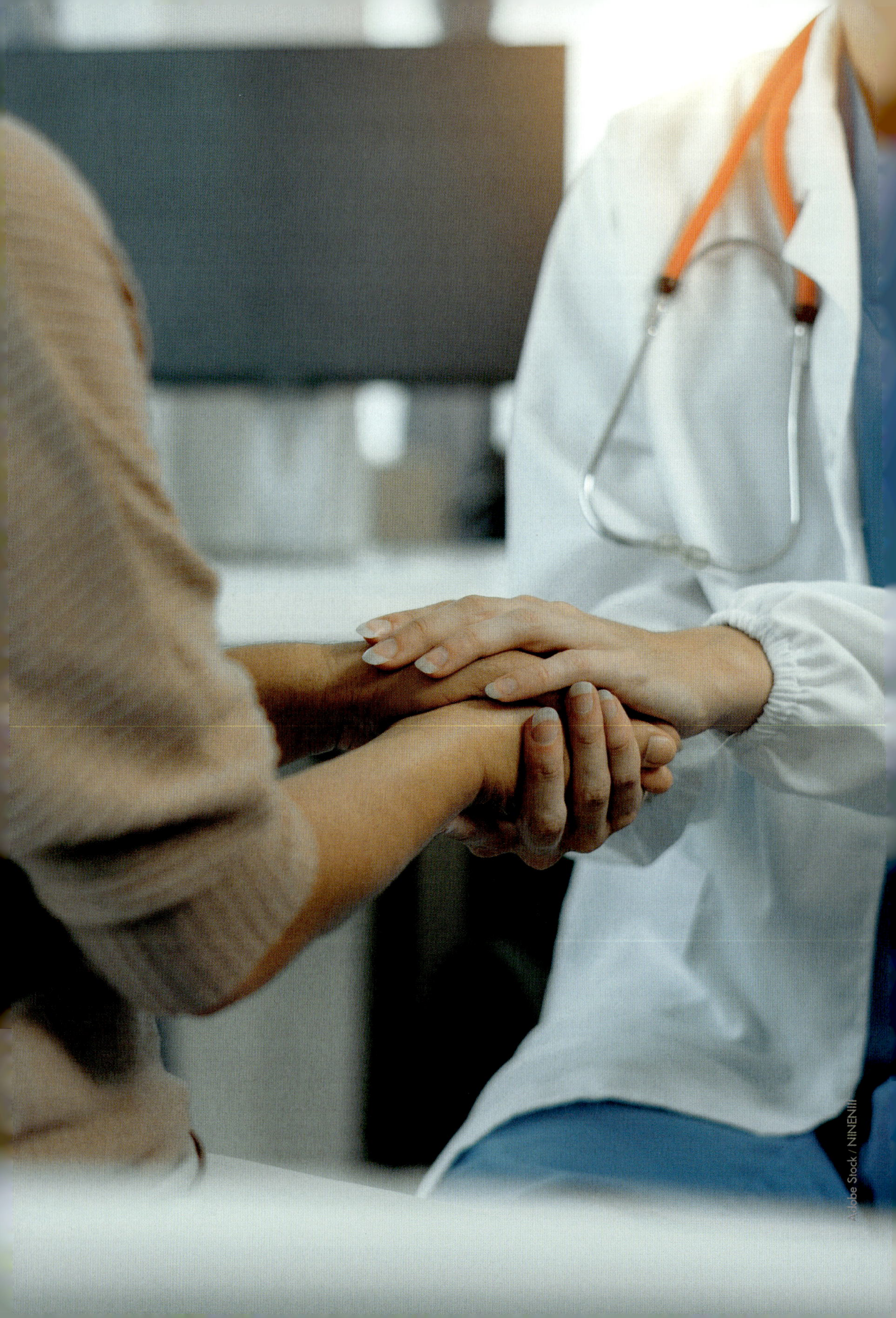
Adobe Stock / NINENIII

WIE BITTE, HERR DOKTOR?

Multiple Sklerose – Die Basics einfach erklärt.

Warum es so wichtig ist die MS zu verstehen. Denn was man nicht versteht, kann man nicht erklären. Fundierte Information ist hier alles!

In den meisten Veröffentlichungen seien es nun die Broschüren aus der Teeküche, Fachbüchern oder im Internet findet man folgenden Satz:

> ***“Multiple Sklerose (MS) ist eine entzündliche Erkrankung des Zentralen Nervensystems, die das Gehirn und das Rückenmark umfasst und meist im frühen Erwachsenenalter beginnt.“***

IM WEITEREN TEXT findet man Begriffe wie Autoimmunerkrankung, degenerative Veränderungen, Myelin Schädigung, Verlust von Axonen, B-Zellen, aktivierte autoreaktive T-Zellen, Demyelinisierung, Blut-Hirn-Schranke, Herde, Läsionen und Plaques. Das ist bisher nur eine kleine Auswahl der Begriffe, mit denen du es zu tun hast. Aber wie sollst du das selbst alles auf die Schnelle verstehen und vor allem auch an die Menschen weitergeben, die dich fragen, was denn nun MS ist?

VORNEWEG: MULTIPLE SKLEROSE ist nicht ansteckend, nicht zwangsläufig tödlich, kein Muskelschwund und keine psychische Erkrankung. Auch die häufig verbreiteten Vorurteile, dass MS in jedem Fall zu einem Leben im Rollstuhl führt, sind so nicht richtig.

ICH SAGTE MEINEN Auszubildenden an meinem ehemaligen Arbeitsplatz immer, dass sie ihre Berichte für ihr Berichtsheft so verfassen sollen, dass auch ein völlig Unbeteiligter verstehen kann, was sie lernen. Also schön bunt und kindgerecht. Deswegen hier nun meine Erklärung in Bildern. Der Vergleich zwischen unserem Nervensystem und einem Computer.

MENSCH	COMPUTER
Nervensystem	Computer mit Peripheriegeräten
Gehirn	Zentraler Kabelbaum, Bündelung von Anschlüssen des Computers
Nervenfasern	Innere und äußere Kabel des Computers
Periphere Nerven	Kabel zu den außerhalb angeschlossenen Geräten
Myelinschicht	Kabel sind mit einer Isolierschicht aus Plastik umhüllt
Nerven, die von der MS angegriffen werden	Beschädigte Kabel und Verbindungen innerhalb des Computers. Datenstrom wird nicht mehr zuverlässig weitergeleitet
Lähmung	Peripheriegeräte funktionieren nicht mehr richtig aufgrund eines Defektes im Kabelbaum
Reizung von Sinnesorganen	Signale von Maus oder Tastatur sind verfälscht oder unvollständig
MS Entzündungen z.B. Sehnerv (Doppelbilder, verschwommene Sicht...)	Verschmortes Kabel im Computer
Auswirkung MS-Läsionen auf Bahnen des autonomen Nervensystems	Z.B. Störung eines eingebauten Ventilators (Überhitzung/Funktionsverschlechterung)

ABSCHLIESSEND KANN MAN sagen, dass es durch die Entzündungen in unserem Gehirn und der anschließenden Narbenbildung, zu Fehlfunktionen der Informationsverarbeitung kommt. Um im Computer-Vergleich zu bleiben: Schäden am Prozessor oder am Arbeitsspeicher führen zu verlangsamten und/oder fehlerhaften Rechenoperationen. Dateien werden versehentlich gelöscht; Informationen bzw. Befehle werden nicht mehr eindeutig kommuniziert.

EINIGE DER HÄUFIGSTEN SYMPTOME, BZW. BESCHWERDEN IM VERLAUF EINER MS:

- Kraftlosigkeit in Armen und/ oder Beinen
- Gangstörungen, z.B. durch Spastiken
- Gefühlsstörungen, Z.B. Kribbeln am Körper, Verlust des Tastsinns der Finger
- Unsicherheiten beim Gehen und Stehen
- Blasen- und/oder Darmentleerungsstörungen
- Abnorme Müdigkeit und Ermüdung (Fatigue)
- Störungen des Sehnervs, z.B. Sehen von Doppelbildern oder Einschränkungen des Sehfeldes)
- Kognitive Störungen, z.B. Dauer der Konzentration, Vergesslichkeit
- Sprechstörungen
- Unsicherheit bei Ziel- und Zeigebewegungen, z.B. beim Greifen von Dingen
- Trigeminusneuralgie
- Sexuelle Störungen bei Männern und Frauen
- Psychische Störungen, besonders Depression

Adobe Stock / simona

ICH KANN NICHT verhehlen, dass dies nur ein Auszug an möglichen Störungen ist. Die Multiple Sklerose heißt nicht umsonst

> ” *DIE KRANKHEIT DER 1000 GESICHTER“.*

ABER WIR MSLER kennen auch den Satz:

> *„ALLES KANN – NICHTS MUSS.* “

UNSER KÖRPER IST ein Wunder der Natur. Und dieses kleine graue Ding in unserem Kopf, unser Gehirn, steuert alles. Wenn du dir das Gehirn und das Nervensystem unseres Körpers in Verbindung ansiehst, verstehst du, warum kein anderer Mensch die gleiche MS haben kann wie du oder der Mensch, den du unterstützen bzw. verstehen möchtest.

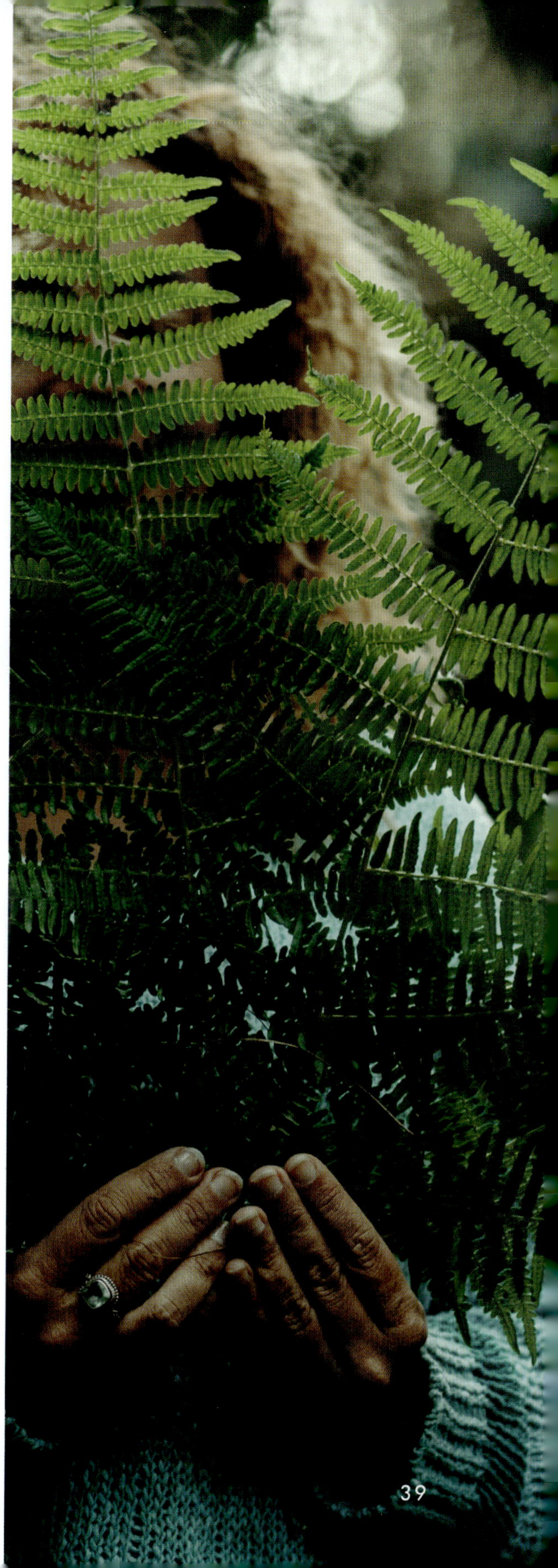

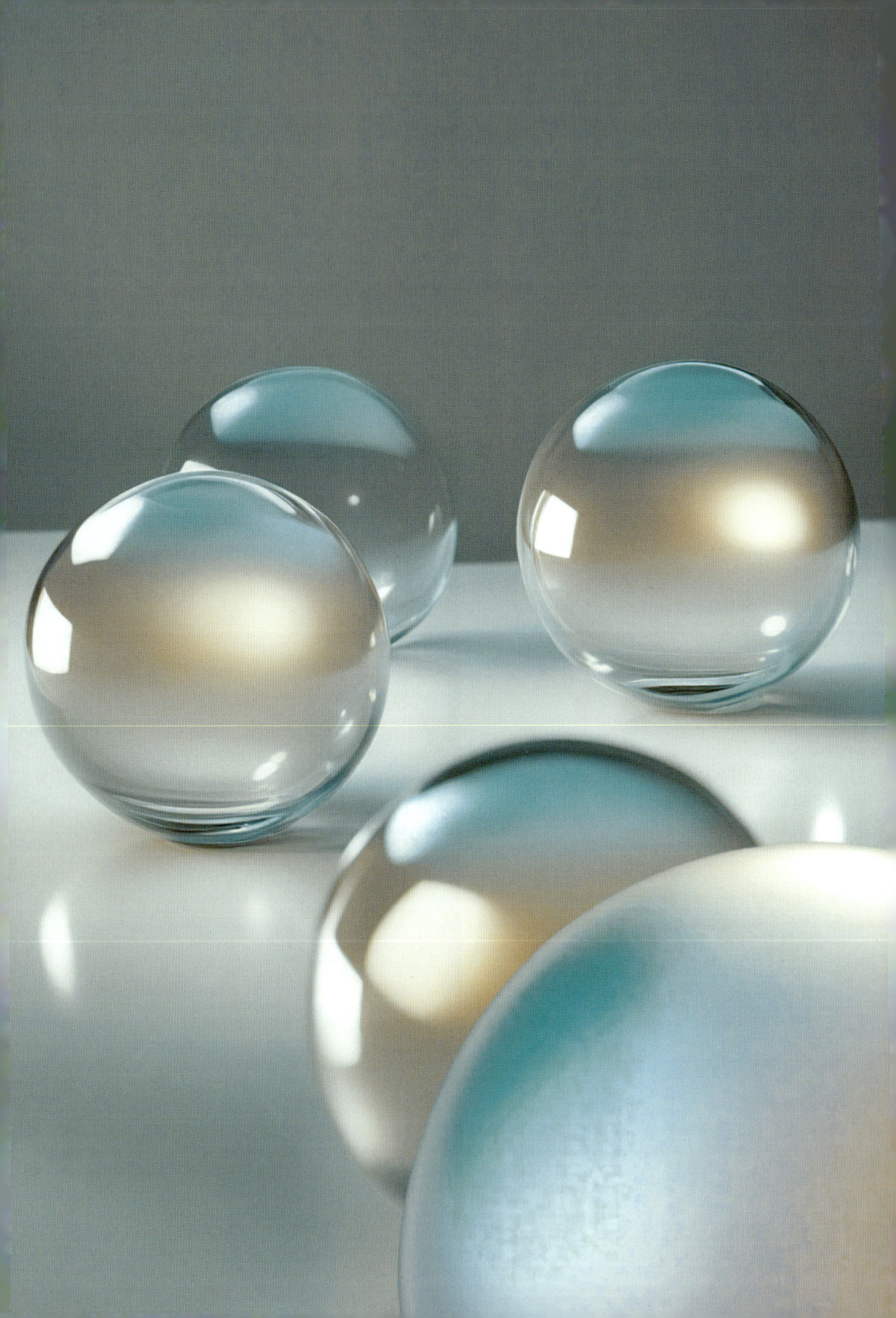

KAPITEL 2

DIE GESCHICHTE VON DEN FÜNF KUGELN

Warum du Anspruch auf sofortige Reha hast, aber manche von uns darum kämpfen müssen.

Und warum du, genau jetzt, deine Prioritäten in deinem Leben neu einordnen solltest.

Wieder zuhause. Nach fünf Tagen, von denen ich heute nicht mehr weiß, wie ich sie überstanden habe, saß ich mit gepacktem Koffer neben Horst im Auto. Er fuhr mich in die Klinik, die der Arzt mit zur Anschlussheilbehandlung empfohlen hatte.

PRAXIS-TIPP REHA

Eine Anschlussheilbehandlung (AHB) ist nichts anderes als eine Reha. Sie unterscheidet sich eigentlich nur durch die Antragstellung und durch den Kostenträger. Eine AHB (medizinische Reha) wird häufig nach einem Krankenhausaufenthalt empfohlen und muss spätestens 14 Tage nach der Entlassung angetreten werden. Im fünften Sozialgesetzbuch/SGB V § 11 Absatz 2 steht, dass Krankenversicherte Anspruch auf Leistungen zu einer medizinischen Reha haben, wenn diese notwendig ist, um eine Behinderung oder Pflegebedürftigkeit abzuwenden, zu beseitigen, zu mindern, auszugleichen, ihre Verschlimmerung zu verhüten oder ihre Folgen zu mildern.

DEINE KRANKENKASSE IST dein Kostenträger, wenn du nicht erwerbstätig bist. Die Deutsche Rentenversicherung ist dein Kostenträger, wenn du erwerbstätig bist. Beide, oder Besserwisser, die keine Ahnung haben, werden dir sagen, dass zwischen zwei Reha-Maßnahmen eine Wartezeit von vier Jahren liegen muss. Aber wenn du nachweisen kannst, und glaube mir, das kannst du, dass eine frühere Reha aus medizinischen Gründen dringend oder zwingend erforderlich ist, dann wird diese auch vor Ablauf der Wartezeit gewährt. Solltest du eine Absage zu einer beantragten Reha bekommen, gib dich damit nicht zufrieden und lege Widerspruch ein. Das ist wichtig für dich! Eine medizinische Reha hilft dir dabei, die für dich passenden Therapien zu finden. Mit ihr kannst du körperliche Funktionen wiederherstellen und/oder ausgleichen. Außerdem kann sie auch dazu beitragen, dass du neue Gewohnheiten in deinem Leben integrierst, wie zum Beispiel Sport zu treiben, Entspannungstechniken zu erlernen, neue Hobbys zu entdecken, wenn das alte nicht mehr funktionieren sollte. Außerdem knüpfst du in einer Reha neue soziale Kontakte zu „Gleichgesinnten“, was du natürlich nicht als Argument im Antrag an die Krankenkasse erwähnen solltest. Wichtig ist, dass du aus der AHB/Reha, in Körper und Geist gestärkt und mit frischem Lebensmut in den Alltag zurückkehrst.

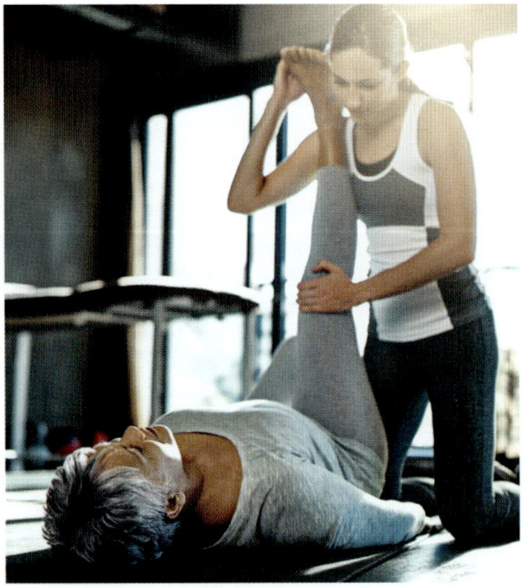

Adobe Stock / Mikolette Moller/peopleimages.com

ICH KANN DIR nur ans Herz legen, diese Maßnahme wahrzunehmen. Denn hier wirst du lernen, mit deinen Symptomen, die dich unter Umständen ein ganzes Leben lang begleiten werden, umzugehen. Bewegungsstörungen, Koordinationsstörungen, Spastiken; genauso wie Schmerzen, Sprech- und Schluckstörungen, kognitive Beeinträchtigungen, Fatigue, Blasenstörungen, seelische Störungen wie z.B. Depressionen. Alles Begriffe, denen du nie Bedeutung beigemessen hast. Doch jetzt hast du die MS am Hals und musst lernen, mit ihr umzugehen. Denn sie bleibt. Am Anfang wirst du kämpfen, verzweifeln, wütend sein. Aber gib nicht auf, denn sie wird dir neue Chancen bieten, die du ergreifen solltest, um deinen Frieden mit ihr zu machen. Es hat keinen Sinn, Jahre deines Lebens einen Kampf zu führen, den du nicht gewinnen kannst. Aber du wirst Mittel und Wege finden, um die zwei Buchstaben zu überlisten. Sie in dein Leben zu integrieren, als so etwas wie deine Freundin. Sie wird dich lehren, achtsam mit dir zu sein, dich selbst und deinen Körper zu verstehen; zur Ruhe zu kommen. Genauso wird es zu Tagen reinsten Terrors kommen, in denen du ihr am liebsten den Hals umdrehen oder die Freundschaft aufkündigen willst. Oder beides. Aber sie will dir mit diesen Tagen auch etwas mitteilen: Hattest du Kummer? Stress auf der Arbeit? Streit mit deinem Partner? Oder hast du deinem Körper schlicht und ergreifend zu viel zugemutet?

UND HIER KOMMT die Anschlussheilbehandlung ins Spiel. Am Anfang weißt du noch nichts. Rein gar nichts über das Leben, was auf dich zukommt bzw. zukommen kann. Deswegen ist es gut und wirklich wichtig, Strategien zu erlernen. Zusammen mit anderen an MS Erkrankten oder anderen Menschen mit ähnlichen neurologischen Erkrankungen, mit denen du dich austauschen kannst. Mit den Therapeuten in der Klinik, in der du die nächsten drei Wochen deines neuen Lebens beginnst.

EHRLICH GESAGT KANN ich mich heute, mehr als 13 Jahre später, gar nicht mehr genau erinnern, wie diese erste von insgesamt bisher sieben AHBs gelaufen ist. Es gab die übliche Physiotherapie in der Gruppe und auch Einzeltherapien, speziell für meine Belange. Es gab Training für mein Problem mit dem Gleichgewicht und meinem Schwindel, Ergotherapie aufgrund der eingeschränkten Funktionalität meiner rechten Hand; psychologische Gespräche, Gespräche mit dem Sozialdienst des Hauses und einmal pro Woche ein Gespräch mit den Ärzten anlässlich der Visite.

ALLES IN ALLEM fühlte ich mich damals nicht gut betreut mit all den Fragen, die ich in mir hatte. Teilweise wusste ich noch gar nicht, welche ich stellen sollte. Ich hatte furchtbare Existenzängste, denn ich war bis zu diesem Zeitpunkt mehr oder weniger die Alleinverdienerin in meiner Ehe. Wir hatten ein Jahr zuvor dieses ehemalige landwirtschaftliche Anwesen mit 270 qm Wohn- und Nutzfläche, Stallungen, Scheune und Nebengebäude gekauft, einen klassischen Dreiseithof, und die ganze Last lag auf meinen Schultern. Horst hatte mehr oder weniger „eine ganze Generation lang" studiert, ohne jemals zu einem Ende gekommen zu sein. Heute weiß ich, dass er von und nicht mit mir gelebt hat. MS, ich danke dir, denn ohne dich würde ich wahrscheinlich immer noch diese Last mit mir tragen!

AN ZWEI DINGE, die innerhalb dieser ersten AHB geschahen, kann ich mich aber noch heute erinnern.

ALS ERSTES ERINNERE ich mich an meinen Albtraum: Ich träumte, dass ich in die Lobby der Klinik kam, in der ein großes Transparent hing, knallgelb mit roter Schrift. Darauf stand: „Irene hat diese Krankheit nicht! Medikament und Therapien sind nicht erforderlich!“ Und in meinem Traum brach ich zusammen. Rappelte mich auf, lief durch die ganze Klinik. Suchte verzweifelt Ärzte, um ihnen zu erklären, wie dringend ich das alles nötig hatte. Aber niemand wollte mir zuhören. Glücklicherweise wurde ich dann wach; klatschnass geschwitzt. Ich hatte bisher wenig Albträume in meinem Leben, aber an diesen erinnere ich mich ganz besonders. Denn das, was auf dem Transparent stand, war das, was ich wollte, dass es so ist. Und meine Reaktion war das, was ich wusste.
Und das Zweite, an das ich mich erinnere, hat die Sicht auf mein Leben verändert. Es war der Gruppentermin für die Sprachtherapie, denn ich, als sprachgeschulter Mensch, hatte große Schwierigkeiten, Worte zu finden und Silben richtig zuzuordnen. Wir waren zu fünft, inklusive Therapeutin. Wir hatten die Aufgabe, aus sechs willkürlich genannten Worten kleine Geschichten zu erfinden. Ob die Sinn ergaben oder nicht, war nebensächlich. Es ging für uns darum, mit der Sprache zu arbeiten. Dabei kamen lustige Dinge zustande und nachdem jeder seine Geschichte zu den sechs Wörtern erzählt hatte, sinnierten wir, Therapeutin inklusive, über das Leben und warum uns unsere Krankheiten „das“ angetan hatten. Der Herr koreanischer Herkunft in unserer Gruppe erzählte uns seine Geschichte. Er stand am Bahnsteig, an dem er auf den Zug wartete, um spätabends, nach seiner Arbeit nach Hause, zu seiner Frau und zu seinem wenige Wochen zuvor geborenen Kind zu fahren. Er sei von mehreren jungen, rassistisch agierenden Männern angepöbelt und beschimpft worden. Und da er darauf nicht reagierte, um sie nicht zu provozieren, entschlossen sich diese, ihn anzugreifen und zu verprügeln. Sie prügelten ihn, sie traten ihn. Und als er bereits auf dem Boden lag, traten sie auf seinen Kopf ein. Immer und immer wieder, obwohl er sich schon lange nicht mehr bewegt haben muss. Sie traten ihn ins Koma, aus dem er erst nach drei Monaten wieder erwachte. Mir läuft es heute noch kalt den Rücken runter, wenn ich an dieses Schicksal denke. Er erzählte uns, dass er wach wurde, aber seine neurologischen Schäden so schwer waren, dass er erst wieder das Laufen, die Koordination von Arm- und Beinbewegungen und das Sprechen lernen musste. Er verlor seinen Job, seine finanzielle Existenz löste sich in Luft auf. Aber er verlor nie seine Frau, die bedingungslos an seiner Seite blieb. Und dann erzählte er uns die Geschichte, die meine Sicht auf mein Leben nachhaltig verändert hat. Er sagte, wenn er uns einen Rat für das Leben geben dürfe, dann sei es der, aus dieser Geschichte:

Stell dir vor, dass das Leben ein Spiel ist, indem du fünf Kugeln jonglierst. Diese Kugeln heißen Arbeit, Familie, Gesundheit, Freunde und Rechtschaffenheit. Und du hältst sie alle in der Hand. Aber eines Tages begreifst du, dass die Arbeit ein Gummiball ist. Wenn du ihn fallen lässt, springt er wieder hoch. Die anderen vier Kugeln – Familie, Gesundheit, Freunde und Rechtschaffenheit – sind aus Glas. Wenn du eine von diesen Kugeln fallen lässt, wird sie unwiderruflich beschädigt, zerspringt vielleicht sogar in tausend Stücke. Und selbst wenn sie nicht zerspringt – sie wird nie mehr so sein wie früher. Wenn du die Lektion der fünf Kugeln erst einmal verstanden hast, hast du den Anfang für ein ausgeglichenes Leben gemacht.

(aus „Tagebuch für Nikolas" von James Patterson)

PLÖTZLICH WAR ES still in dieser Gruppe. Keiner konnte mehr auch nur ein Wort sagen. Wir weinten nur noch. Es brach alles aus uns heraus. Aus jedem Einzelnen von uns. Sogar die Therapeutin weinte. Nur der junge Koreaner ruhte in sich selbst. Tage später noch, immer wenn ich ihn sah, musste ich an seine Worte denken und mir schossen jedes Mal die Tränen in die Augen. Dann nahm er mich immer in den Arm und sagte: „Nicht weinen Liebes, nicht weinen." Ich brauche an dieser Stelle nicht zu erwähnen, dass ich in dem Gedanken an ihn und seine Stärke, an das Erzählte und an das Gehörte, schon wieder in Tränen ausbreche. Einige Zeit später wurde ich dann arbeitsunfähig aus dieser AHB entlassen. In meinem Kurzentlassungs-bericht standen Sätze wie: „Fach- und hausärztliche Weiterbehandlung. Fortführen ambulanter Krankengymnastik auf neurophysiologischer Basis und ambulanter Ergotherapie. Ambulante Psychotherapie zur Stressbewältigung. Plan zur gestuften beruflichen Wiedereingliederung wurde über den Sozialdienst bereits erstellt. Die Fahreignung ist gegeben. Motorisch zeigte die Patientin am 11.1.2010 keine fahrrelevanten Beeinträchtigungen. Sollte sich eine Symptomverschlechterung zeigen, ist die eigenverantwortliche Abklärung der Fahreignung zu empfehlen."

UND SCHON WIEDER schwebte ein neues Damoklesschwert über mir, denn ich hatte pro Tag insgesamt 100 km hin und zurück zu meiner Arbeitsstelle mit meinem Auto zurückzulegen. Ich wusste, sollte mir während der Fahrt ein Unfall passieren, weil ich vielleicht eine unerwartete Spastik habe, und die Versicherung herausbekommen würde, dass ich diese Krankheit habe, würde ich bis zum Ende meiner Tage dafür zahlen müssen oder noch schlimmer, ich müsste eventuell damit klarkommen, dass ich einem Unbeteiligten geschadet habe, nur weil ich mich vor Fahrtantritt gut gefühlt habe.

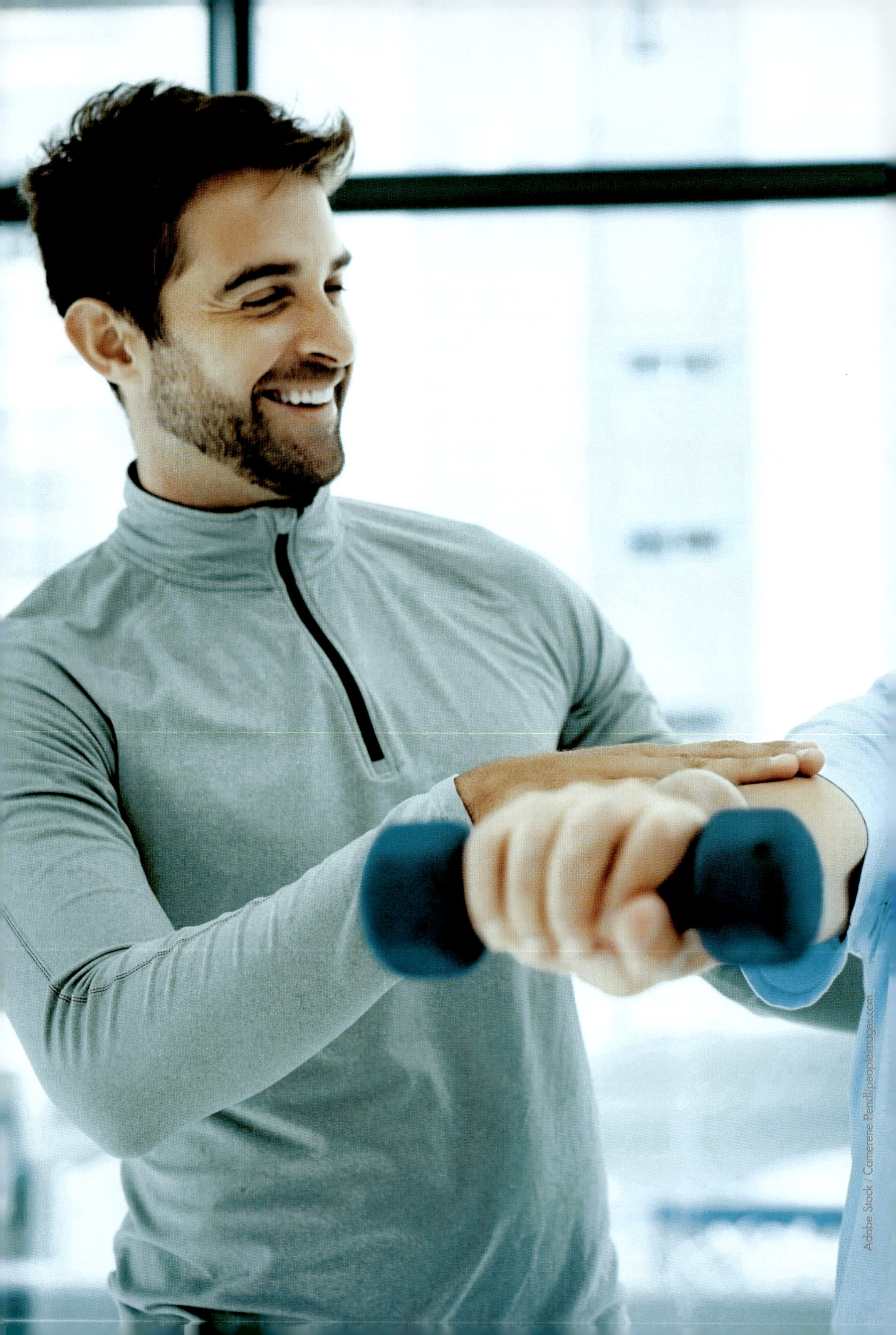

WIEDER AUF DIE BEINE KOMMEN

*Die passende Reha kann
einen wieder auf die Beine stellen.*

*Warum Google nicht immer die beste Wahl ist und
warum es wichtig ist, dass du dich mit dir selbst
beschäftigst.*

Alle wichtigen Entscheidungen im Leben münden häufig in einem einzigen Moment.

“

(Alladin)

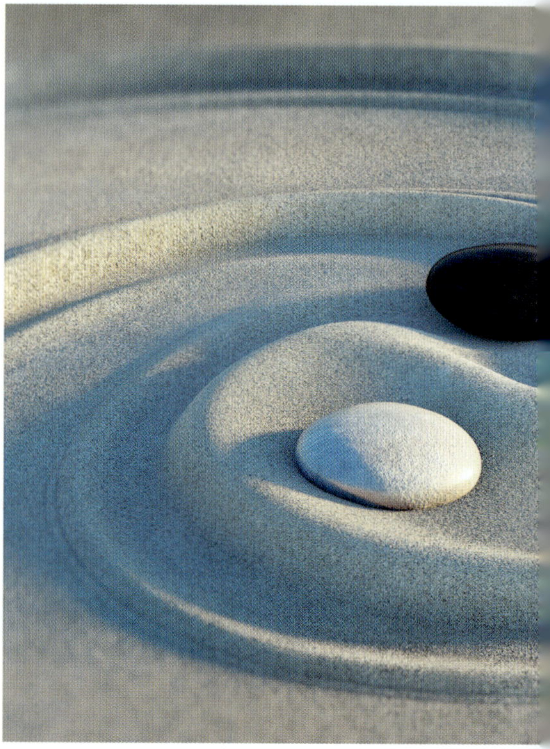

DIESER EINZIGE MOMENT begann, als Horst mich Anfang Januar von der Klinik abholte und wir nach Hause kamen. Es waren nun ungefähr sechs Wochen seit meiner Diagnose. Leider erkannte ich das nicht sofort, sondern erst im Laufe der folgenden sechs Jahre, denn dann trennte ich mich von Horst, gab alles auf in der Region, in der ich lebte, zog mit meiner Polly zurück in meine Heimat und wurde glücklich.
Als Erstes begrüßte mich Polly. Odin und Romeo, unsere beiden anderen Hunde, bekamen fast keine Chance das auch zu tun, denn Polly belagerte mich regelrecht. Sie war Balsam für meine Seele.
Und dann drang es in mein Bewusstsein: der Zustand des Hauses, genauer gesagt erst mal der Zustand des Erdgeschosses. Ich denke heute rückblickend, dass das der Moment war, an dem ich anfing, mich von Horst zu lösen.
Der Flur war übersät mit Fellbüscheln unserer Hunde, auf dem Küchentisch stapelten sich die Zeitungen der vergangenen vier Wochen, zusammen mit meiner Post. Das Geschirr stand in der Spüle, die Spülmaschine quoll über, ebenso wie die Wäschekörbe mit der Wäsche von Horst. Ich sortierte also alles und startete die erste Maschine Wäsche. Dann brachte ich das Haus wieder in Ordnung. Ich brauchte zwei Tage. Dabei war ich von der AHB, der rund zweistündigen Fahrt, dem vielen Cortison, was ich immer noch in mir hatte, einfach nur kaputt und hätte mich gerne ausgeruht. Knapp zwei Monate später hatte ich den nächsten Schub und war wieder im Krankenhaus für rund eine Woche zur Kortison-Stoßtherapie. Ich hatte noch nicht einmal mit meiner beruflichen Wiedereingliederungsmaßnahme beginnen können.

DU SIEHST ALSO, wie wichtig auch das häusliche Umfeld für dich ist. Du brauchst Ordnung, Struktur und einen Partner bzw. Partnerin, der bzw. die dich unterstützt. Wenn du, wie ich, auf einem Bauernhof lebst, brauchst du Hilfe bei der Arbeit. Möglicherweise ist es dir auch durch deine neue Einschränkung gar nicht mehr möglich, bestimmte Dinge im Haushalt zu übernehmen. Kümmere dich frühzeitig um

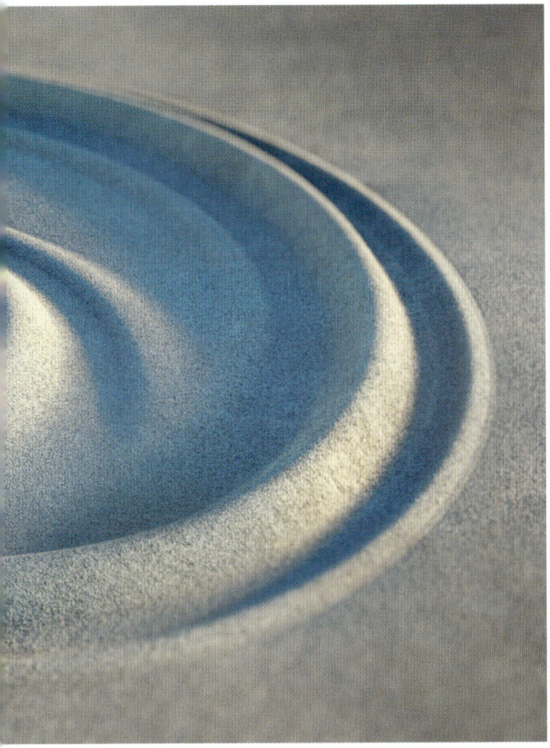

Hilfe, die du zumindest anfangs aus Familie und Freundeskreis erhalten kannst. Nimm diese Hilfe an, denn der Alltag mit MS ist manchmal schwer. Du kannst jetzt denken, dass es dir gut geht und du am liebsten in einem Rutsch das Haus oder die Wohnung putzen möchtest und du dich gut genug fühlst, das auch durchzuziehen. Aber im nächsten Moment kann dir eine heftige Spastik den ganzen Plan zunichtemachen, weil du die nächsten Stunden oder auch den ganzen Tag außer Gefecht gesetzt bist. Oder die Fatigue schlägt mit voller Wucht zu. Dann fühlst du dich so erschöpft, als hättest du 48 Stunden am Stück gearbeitet und möchtest nur noch schlafen. In beiden Fällen: Nichts geht mehr. UNGEFÄHR EINEN MONAT nach dem zweiten Schub begann ich die berufliche Wiedereingliederungsmaßnahme. Es war sehr schwer, denn ich dachte, ich müsse besser sein und mehr Leistung bringen als meine Kolleginnen und Kollegen, damit niemand denkt, durch die MS wäre ich „unbrauchbar". Glaube mir. Das funktioniert so nicht. Aber zum Thema Arbeit komme ich an anderer Stelle.

> “
> ***Das Aussortieren des Unwesentlichen ist der Kern aller Lebensweisheit.***
>
> ***(Laotse, Chinesischer Philosoph)***

EINE WEILE GING es gut und ein Jahr später hatte ich den nächsten schweren Schub. So schwer, dass die ersten fünf Tage Kortison-Stoßtherapie à jeweils 1000 mg Kortison nicht ausreichten. Es wurden noch drei Tage mit jeweils 2000 mg Kortison drangehängt und erneut sollte aus dem Krankenhaus eine AHB beantragt werden. Dieses Mal war ich aber schlauer und recherchierte. Ich sprach mit einer Mitarbeiterin der DMSG Rheinland-Pfalz, erzählte über die Erfahrungen in der ersten Reha-Klinik und sagte, dass ich etwas anderes möchte. Sie empfahl mir zwei gute Klinken im Umkreis und noch eine, die aber rund 300 km entfernt sei. Smartphone sei Dank, konnte ich so innerhalb kurzer Zeit meine eigenen Recherchen zu diesen Kliniken anstellen und teilte der Sozialarbeiterin des Krankenhauses meine Wahl mit. Ich wollte in die neurologische Klinik in Hilchenbach, im Siegerland. Aus dem Krankenhaus heraus wurde alles Notwendige veranlasst.

PRAXIS-TIPP: WARUM MAN NICHT AUF GOOGLE HÖREN SOLLTE.

Ich rate bei Recherchearbeiten immer dazu, nicht auf Google-Bewertungen zu achten. Die können allenfalls ein grobes Bild wiedergeben. Aber gerade in Sachen MS ist es wichtig, dass die Therapien auf dich und deine Bedürfnisse zugeschnitten sind. Und da eine AHB/Reha von vorneherein mindestens drei Wochen dauert (bei mir waren es meistens fünf Wochen und die letzte mit knapp acht Wochen) solltest du zusätzlich auch darauf achten, ob es zum Beispiel einen Wäsche- oder einen mobilen Fußpflegeservice gibt, ein mobiler Friseur angefordert werden kann und ob ein Freizeitprogramm angeboten wird. Das kann wichtig werden, wenn aus geplanten drei Wochen Aufenthalt plötzlich vier, fünf oder mehr werden.

JA, ES GIBT auch ambulante Reha-Möglichkeiten. Aber davon rate ich persönlich ab. Diese AHBs/Rehas sind dafür da, dass du dich ganz um dich selbst, deinen Körper und deine Seele kümmerst. Du kannst dort lernen, Strategien für den Alltag zu entwickeln und das sind mehr, als du dir anfangs vorstellen kannst. Bei einer ambulanten Reha wirst du morgens abgeholt und nach Ende deiner eng getakteten Therapien wirst du wieder nach Hause gefahren. Das häusliche Umfeld mag dir mehr liegen als eine Klinik, in der du dich zurechtfinden musst und wo du niemanden kennst. Du wirst vielleicht deinen Partner vermissen und er vermisst dich auch– zumindest wünsche ich dir das. Aber auch dein Partner braucht Zeit, um sich auf das, was kommt bzw. kommen kann, einzustellen. Und wenn du nachmittags, von den Therapien erschöpft, nach Hause kommst, wirst du wahrscheinlich nicht umhinkommen, dich doch um den Alltag, den Haushalt & Co. zu kümmern. Das ist Gift für den Erfolg deiner Therapie!

HORST FUHR MICH also drei Stunden in die Reha Klinik in Hilchenbach. DMSG zertifiziert, Schwerpunkt Multiple Sklerose. Die Leute dort sollten also Ahnung haben. Und die hatten sie definitiv. Mir wurde nahegelegt, an jeder Therapie mindestens zweimal teilzunehmen. Wenn ich dann feststellen würde, dass es mir persönlich nicht hilft, würde man nach einer Alternative für mich suchen.

WARUM DU ALLES MITMACHEN SOLLTEST!

Fakt ist aber, dass du an Therapien teilnehmen musst! Nicht nur an denen, die dir gefallen, denn es wird alles dokumentiert. Der Bericht geht an die DRV (Deutsche Rentenversicherung) oder deine Krankenkasse. Und wenn die sehen, dass du nur an Entspannungstechniken teilgenommen hast, wird man sich schwertun, dir in Zukunft eine Reha zu gewähren.

ICH PERSÖNLICH BIN zum Beispiel nicht mit der Entspannungstechnik „Autogenes Training" klargekommen, das zweimal wöchentlich angesetzt war. Je mehr ich aufgefordert wurde, alle Sorgen und Gedanken fliegen zu lassen und gedanklich dem Lauf des Baches im Wald zu folgen, umso mehr habe ich Szenarien in meinem Kopf durchgespielt, wie ich die Dinge im Alltag händeln sollte oder könnte. Und auch die Existenzängste konnte ich nicht einfach fliegen lassen, was durchaus schön gewesen wäre. Und zu der sphärischen

„Pling“ Musik, die zur Untermalung der schönen gedanklichen Reise abgespielt wurde, wurde ich gedanklich aggressiv. „Highway to Hell“ oder „Hells Bells“ von ACDC wären für mich in diesem Moment passender gewesen.

NEBEN DEN ÜBLICHEN, zwischen den Therapien eingebauten medizinischen Checks wie Blutuntersuchungen (unsere MS-Medikamente sind leider keine harmlosen Hustenbonbons, sondern reine Chemiekeulen), Testung des Blinkreflexes (Augen), die Messung der sensiblen Nervenbahnen, der Hör- und Sehbahn, EEG, bekam ich Therapien. Und die waren reichlich (durchschnittlich sechs pro Tag), teilweise anstrengend, aber in allen Fällen waren sie erfolgreich sowohl für meinen Körper als auch für meine Seele.

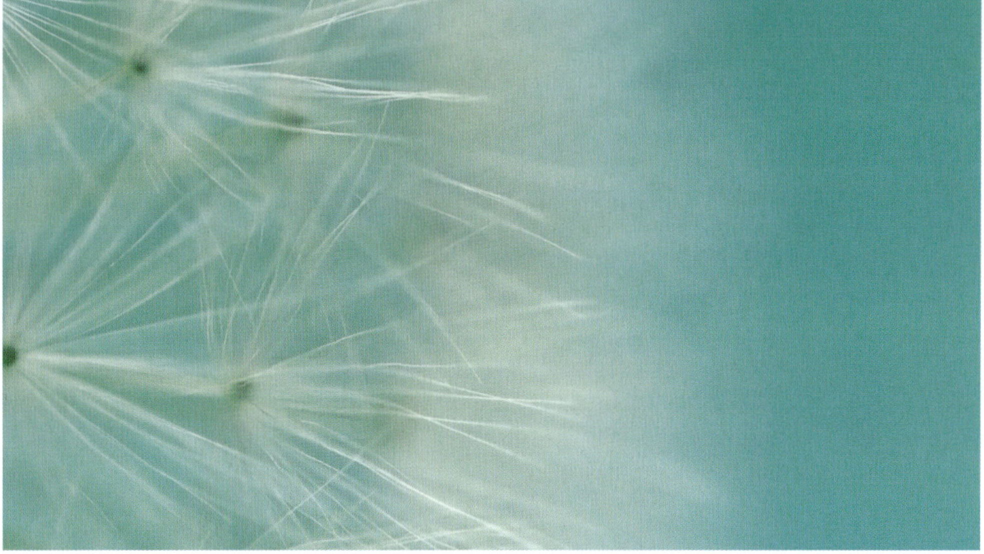

Adobe Stock / Andreja Donko

Ich gebe dir hier mal einen kleinen Überblick meiner Therapien, die nicht deine sein müssen. Das, was für mich besonders war, oder was ich später in meinen Alltag integriert habe, behandle ich anschließend.

- Gerätetraining zur Stabilisierung/ Muskelaufbau des (Ober)Körpers
- Einzel-Physiotherapie
- Rückentraining
- Ergometer für Ausdauer
- Gangtraining in der Gruppe (Parcours, Indoor)
- Gangtraining draußen in der Gruppe
- Massagen
- Hippotherapie
- Arbeitstherapie
- Neuropsychologische Therapie
- Neuropsychologie
- Ergotherapie in der Gruppe und einzeln
- Handfunktionsgruppe
- Kunsttherapie
- Musiktherapie
- Kognitive MS-Gruppe
- Treffen und Austausch im MS-Café
- Entspannungsgruppe (Autogenes Training, Muskelentspannung nach Jacobson)
- Akupunktur in der Gruppe
- Dazu noch Vorträge von Ärzten/ Sozialbetreuung zu den Themen:
- Reha-Sport
- Ernährung bei MS
- Zeitmanagement (Stressfaktoren erkennen und Prioritäten setzen)
- Rehabilitation
- Behinderung (allgemein und im Arbeitsleben, Anträge wer, wo, und wie)
- Klärung rechtlicher Fragen (Arbeitsrecht und Sozialgesetzbuch)

ICH WAR ALSO beschäftigt. Von morgens früh, 08.00 Uhr, bis nachmittags 16.00 oder 16.30 Uhr. Zwischendurch gab es Frühstück, Mittag- und Abendessen im großen Speisesaal. Aber nach Abschluss des Therapietages war ich regelrecht platt.

DIE THERAPIEN, DIE mir am meisten zusetzten, waren die psychologischen Gespräche und die Kunsttherapie, denn da war ich gezwungen, mich mit mir selbst zu beschäftigen. Ich konnte niemals den Fragen ausweichen. Die beiden Therapeutinnen forderten mich. Und das war auch richtig so. Lustigerweise habe ich meine eigene Kunsttherapie begonnen, noch bevor die erste Stunde auf dem Therapieplan stand. In dieser Klinik gab es eine Freizeitgruppe, in der man sich dreimal pro Woche treffen konnte. Es gab die Möglichkeit zu Basteln, Holzarbeiten zu machen, zu malen oder auch nur sich einfach zu unterhalten, unter Menschen zu sein. Ich entschied mich für das Malen auf Leinwand mit Acryl. Ich habe das vorher noch nie gemacht und auch nie einen Gedanken daran verschwendet. Aber irgendwie hatte ich das Gefühl, dass ich das machen muss.

AUF DER SUCHE nach dem Motiv kam mir das Lied in den Kopf, das mich durch meine ganze MS-Zeit getragen hat und immer noch trägt. Das Lied „Muss da durch" von Udo Lindenberg. Und gleich wirst du wissen, welches Motiv es wurde und welches seitdem mein Krafttier ist. Hier die Zeilen dieses Liedes, die mich beschreiben, aber auch mein Leben mit der MS:

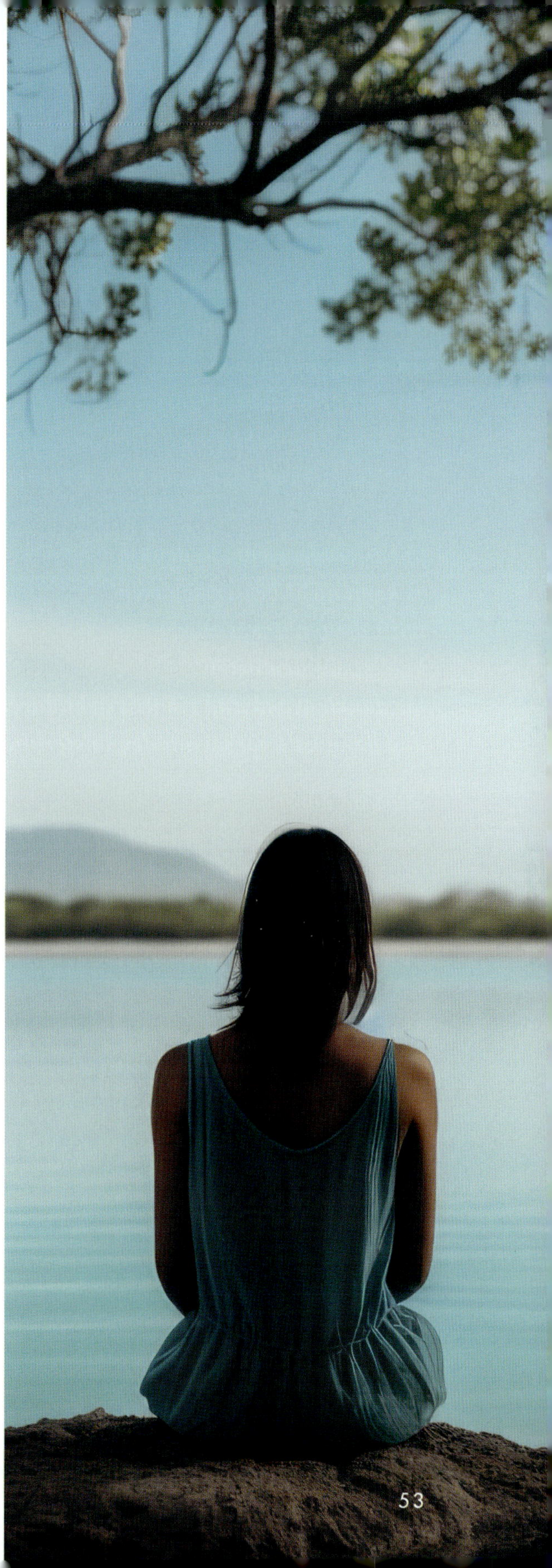

MUSS DA DURCH - UDO LINDENBERG

War ein schöner Sommer
der nicht zu Ende geht
jeder Tag 'n Highway
der mir offensteht
ey, die Götter haben's wirklich gut mit mir gemeint
und die Zukunft war mein bester Freund

Doch gerade, wenn du denkst
es kann nicht besser kommen
trifft dich 'n linker Haken
knallst auf den Beton
'ne dunkle Wand und ein Riss geht durch die Zeit,
und dann ist's vorbei mit der Unsterblichkeit

Muss da durch
Ganz egal, wohin die Stürme mich auch wehen
ganz egal, muss ich auch durch die Hölle gehen
Ich werd diesen harten Trip schon überstehen
du wirst sehen, wird schon gehen

Muss da durch
Schickt das Leben dich mal auf die Bretter drauf
ey, so'n Fighter, der steht immer wieder auf
und dann wirst du deine Sonne wieder sehen
und wie ein Phönix auferstehen
Muss da durch
geh da durch
ich muss da durch

Manche Wunden heilen, heilen wieder zu
doch die Narben bleiben, ich trag sie stolz wie ein Tattoo
Der schwarze Abgrund, nur noch einen Schritt entfernt
und du springst, damit du fliegen lernst

Muss da durch
Ganz egal, wohin die Stürme mich auch wehen
und wenn es sein muss, werd ich durch die Hölle gehen
ich werd diesen harten Trip schon überstehen
du wirst sehen, wird schon gehen

Muss da durch
Schickt das Leben dich mal auf Bretter drauf
ey, so'n Fighter der steht immer wieder auf
und dann wirste deine Sonne wieder sehn
und wie ein Phönix auferstehen
Muss da durch
geh da durch
ich muss da durch

Muss da durch
das wird gehen
wie ein Phönix auferstehen

Adobe Stock / Longjourneys

Quelle: Udo Lindenberg, Beatrice Reszat, Sera Finale;
aus dem Album: Stärker als die Zeit; 2016

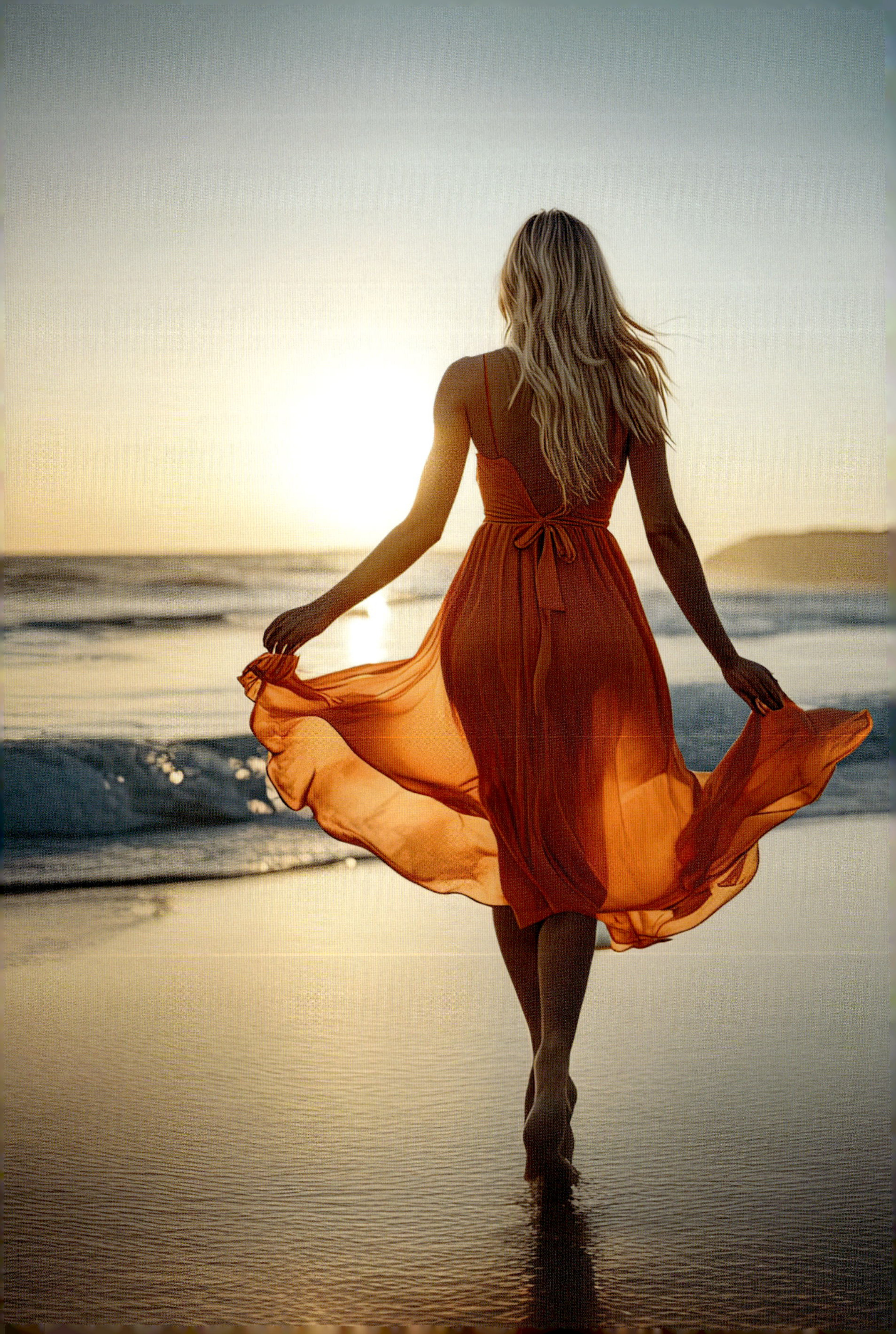

KAPITEL 4

NEUANFANG - SO FINDEST DU DEN WEG

Höre zu, sieh nach links und rechts, probier dich aus und warum eine feste Tagesstruktur sowie ein gutes Zeitmanagement ab sofort wichtig für dich sind.

DER PHÖNIX…

Für mich das Sinnbild des Neuanfangs. Ich habe keine Lust, mein Leben von der MS bestimmen zu lassen. Ich will leben, ich will die Zukunft und halte nicht an der Vergangenheit fest.

> *Rise like a phoenix from the ashes of failures, reborn to conquer the world.*
>
> *(Sai Manoi)*

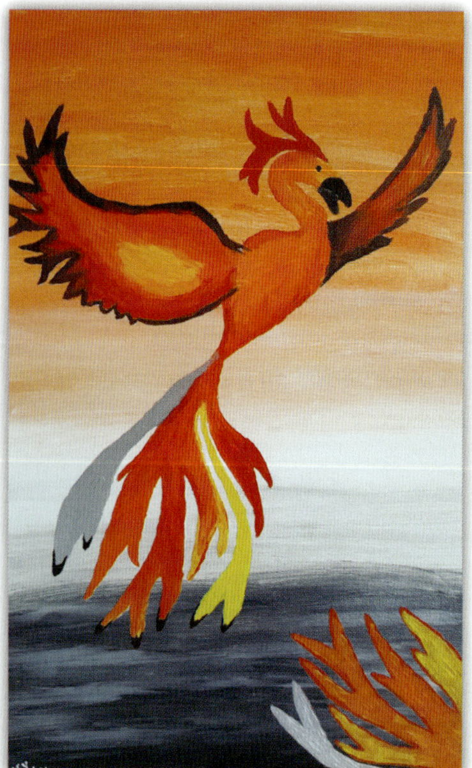

DIE KUNSTTHERAPEUTIN SAH mich dort sitzen. Ihr Therapieraum grenzte an den Freizeit-Treff. Sie kam, sah mir über die Schulter und fragte mich, warum ich ausgerechnet den Phönix malen würde. Ich wusste es nicht, aber mir fiel das Lied von Udo Lindenberg ein. Sie fragte mich, ob ich wüsste, welche Bedeutung dieses Wesen habe und ich solle das Bild unbedingt zu meiner ersten Therapiestunde mitbringen. Dort erzählte sie mir, der Phönix sei in manchen Kulturen ein Symbol für die Wiederauferstehung oder die Regeneration. Er ist sozusagen die Wiedergeburt aus der eigenen Asche, aus deren Feuer das Leben gereinigt wurde. Man könne es auch nüchtern übertragen in „trenne dich von Ballast und fokussiere dich auf die Zukunft". Sie riet mir, alles, was mich belastet, in dieses Feuer zu legen. Was davon kann ich weitertragen, was kann weg? Ich müsse einen Zyklus abschließen und begreifen, dass nun ein neuer Lebensabschnitt anstehe. Dafür stehe der Phönix. Für die Veränderung alles bisher Dagewesenen.
Zu guter Letzt legte sie mir noch ein gefaltetes Zettelchen hin, das zuvor an der Pinnwand des Therapieraumes hing:

> *Wenn etwas Altes seine Kraft verliert, dann ist immer schon etwas Neues, Gutes auf dem weg auch wenn wir es oft noch nicht sehen können.*
> *Leb Dein leben endlich wirklich, nicht nur Deinen Wunsch danach.*
>
> *(Eva Maria Zurhorst)*

WENN EINE HARTE Wahrheit ans Licht kommt, tut das weh. Man versteckt sie ja nicht grundlos. Hier saß ich nun; dicke Tränen liefen mir über mein Gesicht und wollten gar nicht mehr aufhören. Der Leistungsdruck, den mir meine leibliche Mutter anerzogen hatte und der sich als roter Faden durch mein ganzes bisheriges Leben zog. Die Verantwortung, die ich meinte zu haben; Entscheidungen, von denen ich dachte, dass ich sie treffen müsste. Den Druck, eine Ehe aufrecht zu erhalten, die es schon lange nicht mehr gab. Funktionieren und arbeiten zu müssen, da Horst und ich vor kurzer Zeit erst das ehemalige landwirtschaftliche Anwesen gekauft hatten. Alles das war der Ballast auf meiner Seele. Und ich persönlich bin überzeugt davon, dass ich diese Krankheit bekommen musste, um mich selbst zu erkennen. Das ist nichts wissenschaftlich Belegtes und jeder Neurologe würde an dieser Stelle wahrscheinlich die Hände über dem Kopf zusammenschlagen. Aber obwohl ich ein sehr realistischer Mensch bin, glaube ich mittlerweile, dass es Dinge zwischen Himmel und Erde gibt, die sich nicht erklären lassen. Ich bin unglaublich dankbar für diese Kunsttherapie, der ich vorher nie Bedeutung beigemessen habe.

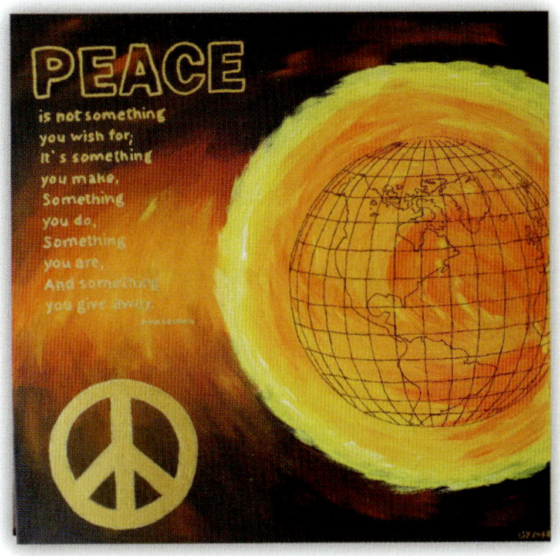
PEACE
is not something
you wish for;
It's something
you make,
Something
you do,
Something
you are,
And something
you give away.

Frieden schließen mit meinem Körper und meiner Umwelt.

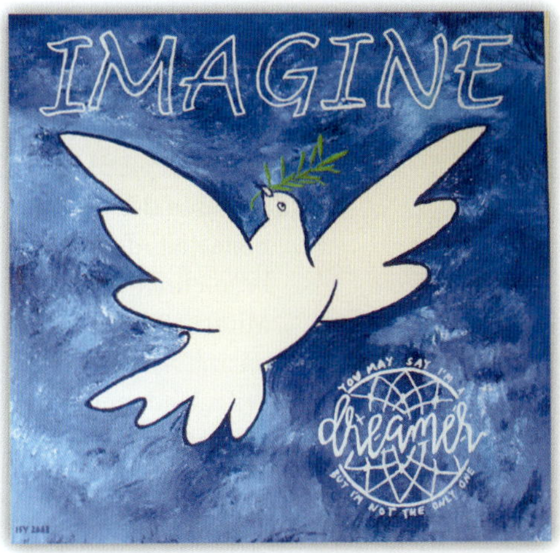
IMAGINE
YOU MAY SAY I'M A
dreamer
BUT I'M NOT THE ONLY ONE

Frieden für meinen Geist und ich lasse mir meine Träume nicht nehmen!

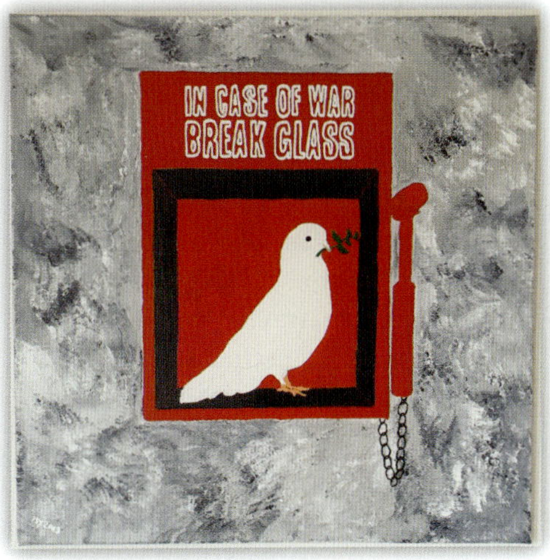
IN CASE OF WAR
BREAK GLASS

Wenn mal alles wieder in Aufruhr ist.

ABER JETZT WIEDER zu etwas Handfesterem. Der Arbeitstherapie. Während die Arbeitstherapie in meiner ersten AHB aus dem Flechten von Weidenkörbchen und dem Anfertigen von Kratzbildchen bestand, habe ich in dieser Klinik in Hilchenbach gelernt, was eine Arbeitstherapie wirklich ist. Ich dachte erst, dass ich das mit Leichtigkeit absolvieren würde. Denn ich arbeitete bei einer recht großen Tageszeitung, war Stress gewohnt und mein Ehrgeiz war geweckt. Aber ich wurde ganz schnell ganz schön kleinlaut. Ich wurde in ein Büro gesteckt, in dem mehrere Personen arbeiteten. Ich bekam Aufgaben, die ich am PC lösen musste. Bis dahin kein Problem. Dann kamen aber ständig Leute ins Büro, die mir Fragen stellten, zusätzliche Aufgaben gaben und mich nach Dingen fragten, die ich am PC erledigen sollte. Das wurde auf einmal zur Herausforderung, denn meine kognitiven Fähigkeiten waren nicht mehr das, was sie mal waren. Es fiel mir schwer, mich auf mehr als eine Sache zu konzentrieren, und selbst das war anstrengend. Aber nun die geteilte Aufmerksamkeit? Das, was bei meiner Arbeit Alltag war? Viele Menschen in Büro, immer wieder Unterbrechungen, Termine, die einem im Nacken saßen, denn eine Verzögerung des Zeitungsdrucks kostete letztendlich Tausende von Euros und würde sich durch die ganze weitere Produktion der einzelnen Ausgaben hindurchziehen!

PRAXIS-TIPP:

Solltest du im Arbeitsleben stehen und eine AHB/Reha machen, dann würde ich dir empfehlen, eine Klinik zu suchen, die echte Arbeitstherapien anbietet. Nur so kannst du wissen, wo du im Alltag wirklich stehst mit deiner Leistungsfähigkeit und ob du vielleicht darüber nachdenken musst, etwas zu verändern.

ZUM GLÜCK GIBT es Möglichkeiten, geteilte Aufmerksamkeit zu trainieren, aber mir war klar, dass das zu einem gravierenden Wendepunkt werden würde, wenn nicht sogar das Aus.
Während dieser Therapiestunden wurde auch meine Arbeit analysiert. Was musste ich wie oft, wie lange machen? War es eine körperlich oder geistig anstrengende Arbeit? Stressfaktoren? Arbeitsanfall? Überstunden? Kollegen und Vorgesetzte? Mobbing? Glücklicherweise hatte ich bis zu meiner MS keine Probleme mit Mobbing. Die kamen erst nach Bekanntwerden meiner Diagnose. Und das von durchaus unerwarteter Stelle. Es gibt Menschen in der Arbeitswelt, die bezeichnen ihre Mitarbeiter als „Kapazitätsköpfe“. Kein Witz. Und mein Kapazitätskopf war nicht mehr zuverlässig. Keiner, weder meine Ärzte noch ich, konnte wissen, ob, wann und wie lange ich wieder ausfallen würde. Das kam nicht gut an. In der Arbeitstherapie hat man mir aber beigebracht, „nein“ zu sagen, wenn auf den ohnehin schon übergroßen Stapel Arbeit noch etwas draufgelegt werden sollte. Ich lernte, dass ich mich nicht um Dinge kümmern muss, die nicht zu meiner Gehaltsklasse gehören und dass mit dem Verlassen des Betriebsgeländes Feierabend ist. Aber diese, meine neue Einstellung zur Arbeit kam gar nicht gut an. Man war mein neues Ich nicht gewohnt.

ICH KÖNNTE NUN noch über meine weiteren Therapien wie Physio-, Ergo- oder neurologische Psychotherapien berichten. Aber letzten Endes werden die genau auf dich und deine Symptome zugeschnitten, und das, was mir geholfen hat, kann dir unter Umständen schaden. MS ist die Krankheit der 1000 Gesichter und du und dein Körper seid einzigartig. Hier bleibt dir nichts anderes übrig, als den Therapeuten zu vertrauen. Die sind top ausgebildet, haben oftmals Zusatzausbildungen für die unterschiedlichsten neurologischen Erkrankungen und stehen im engen Kontakt mit den Ärzten. Therapeuten und Ärzte entscheiden gemeinsam, welche Therapien für dich wichtig sind. Aber sie sind auch auf deine Mithilfe angewiesen und vor allem auf deine Kommunikation. Sag, was dir guttut, was dir hilft, was dir vielleicht Schmerzen bereitet, oder was dir ganz einfach nichts bringt. Nur gemeinsam könnt ihr lernen, deinen neuen Körper zu verstehen und ihn fördern.

ICH HATTE IN meiner bisherigen MS-Laufzeit insgesamt sechs Schübe in den ersten sechs Jahren. Seit weiteren sechs Jahren bin ich ohne bemerkbaren Schub. Meine MS ist in den schleichenden Verlauf übergegangen. Trotzdem ist sie noch aktiv, was die regelmäßigen MRTs in Form von neuen Vernarbungen im Gehirn und Rückenmark zeigen. Fünf von meinen AHBs habe ich in der gleichen Klinik im Siegerland geleistet. Ich hatte nicht den Drang nach dem Ausprobieren neuer Kliniken, was rein theoretisch möglich wäre. Für mich war die Möglichkeit des Vergleichs wichtig. Ich wusste, die Therapien halfen mir jedes Mal und dadurch, dass die Therapeuten mich auch kannten, konnte sich jeder ein echtes Bild über meine Leistungsverluste nach den jeweiligen Schüben machen, und mit den Berichten aus den Vorjahren vergleichen. Das betraf sowohl die Bereiche Körper, Seele und Arbeit; als auch die Bewältigung des Alltags.

ABER WIE FINDET *man die für sich richtige Reha-Klinik bzw. Klinik für die AHB? Bei deinem ersten Schub mit deinem ersten Krankenhausaufenthalt solltest du auf den Rat deiner Ärzte hören. Es muss nicht jedes Mal zu einem Reinfall wie bei mir führen. Obwohl es das eigentlich gar nicht war, denn diese erste AHB hat meine Sichtweise aufs Leben positiv verändert..*

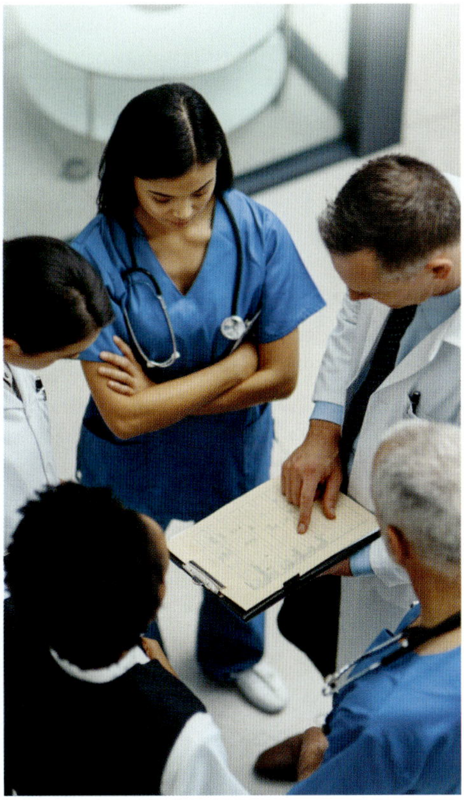

Adobe Stock / Adene Sanchez/peopleimages.com

EXTRA: CHECKLISTE KLINIK AHB/REHA

1. Ist die Klinik zertifiziert nach den Standards der:
- QM-System der Deutschen Gesellschaft für Medizinische Rehabilitation (DEGEMED)?
- nach TÜV ProfiCert ISO 9001

- und bestenfalls nach den Standards der DMSG (Deutsche Multiple Sklerose Gesellschaft)?

Praxis-Tipp: Wenn die Klinik zudem auch noch das Siegel QS-Reha (Qualitäts-Sicherung medizinische Rehabilitation) trägt, dann bist du von vorneherein gut mit dieser Klinik beraten.

2. Welche diagnostischen Möglichkeiten werden angeboten?

3. Ist die Multiple Sklerose ein Schwerpunkt der Klinik?

4. Wenn du noch im Arbeitsleben stehst: Arbeitstherapie mit ihrem Behandlungsprogramm zur medizinisch-beruflich-orientierten Rehabilitation?

5. Gibt es möglicherweise eine Probewohnung zur Einübung alltagspraktischer Fähigkeiten in realer Umgebung?

6. Gibt es ein realistisches Training für den Alltag?
Hierzu gehören z.B. eine Probewohnung, eine Übungsküche, Büroarbeitsplätze, eine Holz- und Metallwerkstatt, ein spezielles Arbeitstrainingsprogramm, Arbeitsplätze in- und außerhalb der Klinik oder auch ein Rollstuhltraining.

7. Gibt es neben den klassischen Therapieangeboten der neurologischen Rehabilitation mit Physiotherapie, physikalischer Therapie, Ergotherapie, Sprachtherapie und neuropsychologischer Therapie **auch weitere?** Kunsttherapie, Musiktherapie...?

8. Gibt es Therapiekonzepte für die Therapien in der Multiplen Sklerose? Diese werden durch speziell geschulte Therapeuten in diesem Bereich durchgeführt. Physiotherapeut ist eben nicht gleich Physiotherapeut, denn oft haben sie Spezialgebiete.

9. Wie sind die Zimmer? Gibt es Einzel- oder Doppelzimmerbelegung?

10. Sind die Zimmer behindertengerecht ausgestattet?

11. Gibt es Internetnutzung auf dem Zimmer?

12. Gibt es Ernährungsberatung bei Multipler Sklerose?

13. Wie sind die Einkaufsmöglichkeiten (Hygieneartikel) innerhalb und außerhalb der Klinik?

14. Gibt es ein Freizeitprogramm in der Klinik am Wochenende bzw. außerhalb der Therapiezeiten?

15. Wird ein Wäscheservice im Haus angeboten?

16. Besteht die Möglichkeit der Anforderung einer mobilen Fußpflege oder eines mobilen Friseurs?

17. Je nach Entfernung zum Wohnort: Gibt es Übernachtungsmöglichkeiten für Besuch in der näheren Umgebung? Bitte beachte, dass Heimfahrten während der AHB bzw. Reha nicht erlaubt sind! Eine sogenannte Beurlaubung ist ausschließlich aus zwingenden Gründen und nur nach Absprache/Genehmigung mit dem medizinischen Dienst möglich!

DAS ALLES SIND Punkte, an die du während deiner ersten AHB nicht denken wirst, weil du einfach nicht weißt, auf was es ankommt. Ich lege dir ans Herz, Kontakt zu der DMSG aufzunehmen, die in jedem Bundesland in Deutschland mit einer Geschäftsstelle vertreten ist. Hier wirst du gute Kliniken genannt bekommen. Recherchiere dazu auf der jeweiligen Homepage und entscheide dann aus dem Bauchgefühl. Denn damit liegst du in den meisten Fällen richtig.

ICH HATTE DAS Glück, dass „meine" Reha-Klinik dieses großartige Gesamt-Konzept anbietet. Und ich würde sie auch jetzt wieder wählen, auch wenn die Arbeitstherapie keine Rolle mehr für mich spielt. Bei jedem meiner Aufenthalte wurde ich dort regelrecht wieder auf die Füße gestellt und ins Leben geschickt. Nicht, ohne mir vorher die Regeln gegen den Zeitstress mit an die Hand zu geben. Ich nehme sie heute noch sehr ernst, denn sie helfen, den Alltag zu organisieren, zu planen und auch zu überstehen.

EXTRA: DIE REGELN GEGEN DEN ZEITSTRESS

SETZE PRIORITÄTEN!
Nimm dir Zeit und erstelle eine Prioritätenliste. Das ist immer dann wichtig, wenn du das Gefühl hast, dass dir alles über den Kopf wächst. Überlege dir, welche Dinge dir besonders wichtig sind, welche wichtig, welche eher unwichtig oder gar unnötig sind und handle dann nach der folgenden Regel.

ERST WENN DIE wichtigen Dinge erledigt sind, kümmere dich um die unwichtigen Dinge!
Versuche, dich nicht ablenken zu lassen und mach dir bewusst: Unwichtige Dinge können warten.

LERNE, AUFGABEN ZU delegieren oder bitte um Hilfe!
Du musst nicht alles selbst machen. Was kannst du auf deinen Partner, eventuell auf deine Kinder, den Rest der Familie, Nachbarn, Kolleginnen und Kollegen... übertragen? Sprecht darüber, wer dir was abnehmen kann.

DU MUSST LERNEN, „nein“ zu sagen!
Wenn dir wieder mal was auf den bereits übergroßen Stapel Arbeit/Alltag gelegt wird: Denke darüber nach, ob du diese Anforderung wirklich erfüllen willst und ob du das überhaupt kannst, ohne wieder über deine Grenzen gehen zu müssen. Die MS wird dir sehr schnell klar machen, wo diese sind. Nur meistens ist es dann schon zu spät für deinen Körper. Sei vorausschauend für ihn! Du kannst in gewissen Situationen nicht „nein“ sagen. Aber du hast grundsätzlich das Recht, „nein“ zu sagen!

PLANE PAUSEN FÜR nicht vorhersehbare Ereignisse!
Solltest du deinen Plan eng takten, ist die Gefahr groß, dass er durch unvorhersehbare Dinge umgeworfen wird. Dadurch gerätst du schnell in Hektik und Zeitnot. Also Druck. Und Druck ist ein Faktor der MS, der deinen Körper unter Umständen direkt reagieren lässt. Klar, Druck kann man nicht immer vermeiden. Sorge deswegen für Schleichwege. Langsam ist manchmal schneller.

NIMM DIR ZEIT für Ruhe und Entspannung – mehrmals am Tag!

- MACH DAS FENSTER auf und sieh in die Ferne
- EIN KLEINER SPAZIERGANG reduziert Stress und fördert deine Kreativität
- HANDY AUS, RADIO aus, TV aus, Laptop zuklappen. Schalte ab – im wahrsten Sinne des Wortes
- HÖRE MUSIK ÜBER den Kopfhörer und träume
- GÖNN DIR EINE Kaffeepause mit einem lieben Menschen
- MACH EIN POWER Napping. Das ist ein sehr effektiver Schlaf von 15-20 Minuten. Aber nicht mehr, denn dann wirst du erst recht träge.

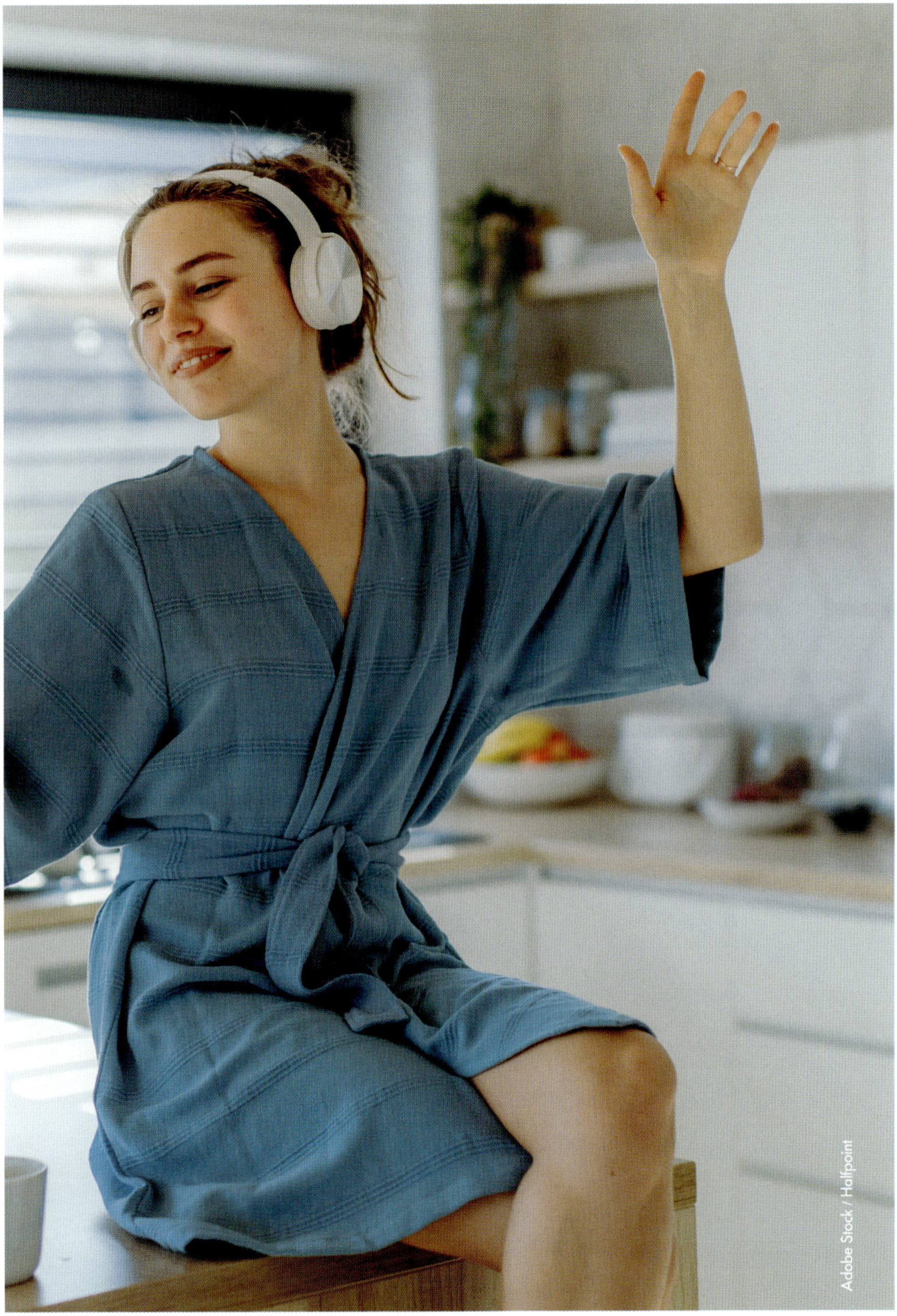
Adobe Stock / Halfpoint

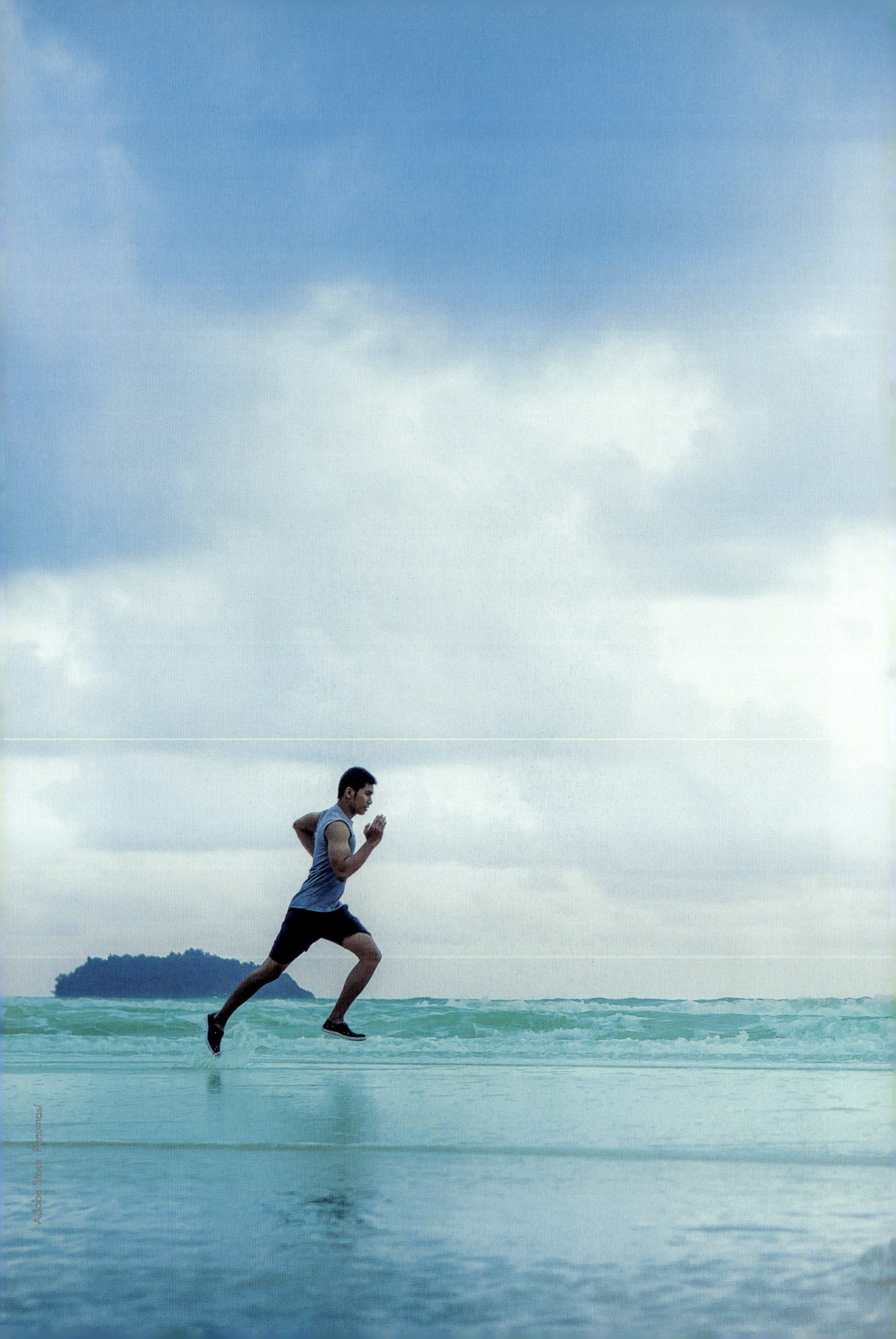
Adobe Stock /Panumas/

KAPITEL 5

LEBEN MIT MS

Eine Mutmacher-Geschichte.

Warum es so wichtig ist, dass du deinen Weg gehst und nicht den der anderen und warum ein 'Nein' ein Plus für deine Lebensqualiät bedeuten kann.

Ich habe seit 29 Jahren Multiple Sklerose und ich kenne die Ängste der erst frisch Betroffenen. Ich kenne deren Ängste und deren Sorgen.

Bernd, 59

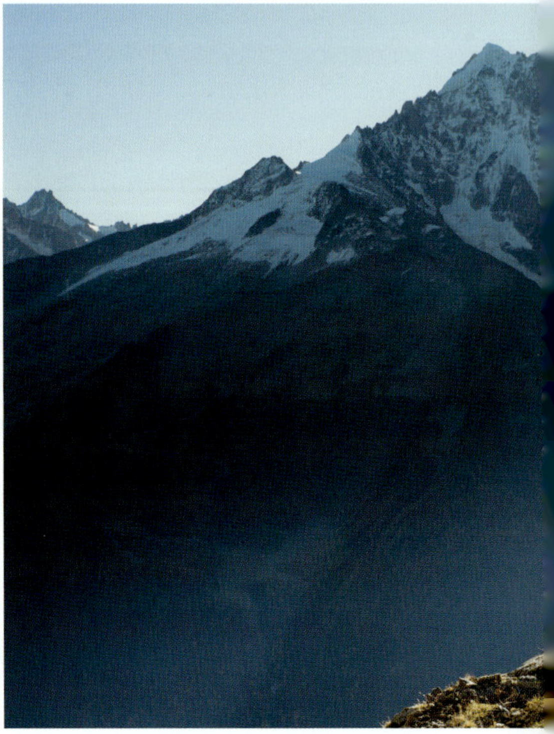

Adobe Stock / Andre

ICH GEHE OFFEN mit der MS um und möchte anhand meines Verlaufes aufzeigen, wie es nach Tiefphasen laufen KANN. Mir ist wichtig, dass es nicht als Empfehlung angesehen wird!

NACH EINER UNTERSUCHUNG wegen extremen Schwindels und Doppelblick (Sehnerventzündung) bekam ich im April 1994 die Diagnose MS. Mein damaliger Neurologe saß mir, eine Zigarette rauchend, gegenüber und sagte lapidar: „Sie haben MS, aber es gibt Schlimmeres." Das mag auch sicherlich so sein, allerdings brach für mich eine Welt zusammen.

ICH HATTE BIS 1996 drei Schübe, die damals noch mit niedrig dosierten Cortison-Tabletten behandelt wurden. Heute geht's gleich mit einer Cortison-Stoßtherapie los, was auch richtig ist. Zumindest empfinde ich es so. Aber ich begann keine medikamentöse Therapie.

BIS 2006 IGNORIERTE ich die MS mehr oder weniger; es lief mal schlechter oder besser. In diesem Jahr absolvierte ich dann eine Reha und ließ mich dort zu einer Basistherapie überreden. Wer weiß, wo es hingegangen wäre, wenn ich diese Basistherapie nicht angenommen hätte? Allerdings hatte ich unter den damaligen Medikamenten extreme Nebenwirkungen. Damals waren die Auswahlmöglichkeiten nicht mit denen von heute zu vergleichen. Zum Schluss landete ich dann bei Copaxone. Ich hatte vom ersten Tag an keine Nebenwirkungen. Na gut; ich hatte am ganzen Körper keine Stelle mehr, in die ich hätte spritzen können, denn es fühlte sich alles bretthart an. Unter dem Mittel wurde ich allerdings schleichend immer schwächer.

MITTE 2011 WURDE ich dann teilerwerbsunfähig. Und glaubt mir, das war alles nicht witzig! Ich war so erschöpft, dass ich Mittagsschlaf auf dem Sofa hielt. Es hätte eine Planierraupe vorbeifahren können und ich hätte nichts mitbekommen.

IM JANUAR 2013 feuerte ich dann den Injektor gegen die Wand und sagte zu meiner damaligen Frau: „Ich tue es nicht mehr." Großes Drama. Ich brach nämlich nicht nur die Basistherapie ab, sondern stellte auch meine Ernährung auf fleischlos um. Da mein Vitamin D3-Wert nach einer Kontrolle im bedenklichen Bereich war, fing ich an, Vitamin

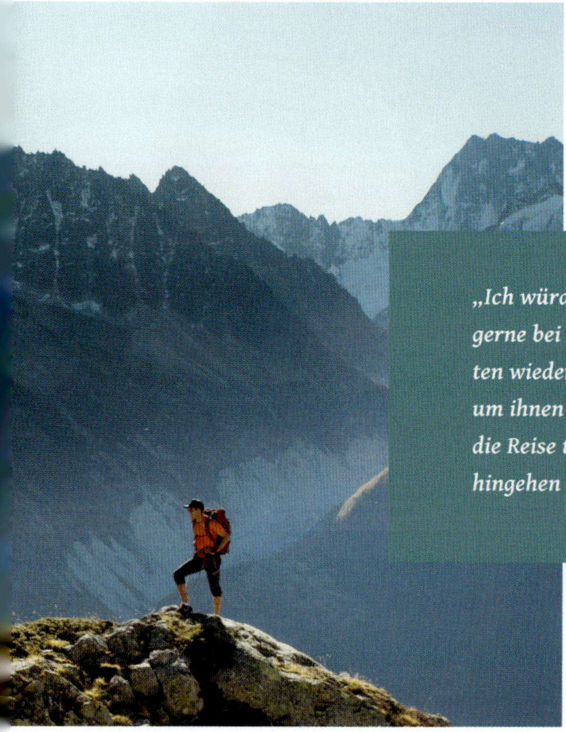

„Ich würde mich heute gerne bei so vielen Ärzten wieder vorstellen, um ihnen zu zeigen, wo die Reise tatsächlich hingehen kann."

D3 und einen Vitamin B Komplex zu mir zu nehmen. Milchprodukte waren sowieso nie meins; auch die hatte ich massiv gekürzt. Mein damaliger Neurologe kochte vor Wut, als ich ihm meinen Entschluss mitteilte, und er schickte mich in die neurologische Abteilung einer Uni-Klinik. Die sollten mich dort „wieder auf Kurs" bringen. Vor mir standen dann also irgendwann zwei aufgebrachte Neurologen, ein Oberarzt und der Professor. Der Oberarzt redete sich regelrecht in Rage und als er mir dann vorwarf: „Sie wissen ja, wo die Reise dann hingeht!", war für mich das Maß voll. Ich unterbrach ihn und fragte ihn, ob er sich eigentlich zuhören würde. Da besann er sich dann, entschuldigte sich und sagte: „Wo die Reise hingehen kann." Ich dachte mir dann nur: Na also, geht doch!
Ja, meine Entscheidung hätte durchaus auch in die Buxe gehen können, aber ich selbst kenne mich doch am besten. Mein heutiger Neurologe ist zum Glück sehr an mir interessiert und unterstützt mich in dem, was ich tue. Bereits sechs Wochen nach meiner Entscheidung und deren Umsetzung merkte ich positive Veränderungen.
ENDE 2014 FÜHLTE ich mich schon wieder so gut, dass ich den Antrag aus der Teilerwerbsunfähigkeit heraus in eine Vollzeitbeschäftigung stellen wollte. Ich gönnte mir noch ein halbes Jahr Zeit, um zu sehen, ob es vielleicht nur eine Momentaufnahme war.
DANN KAM DAS Drama mit der Rentenversicherung. Ich hatte einen Sachbearbeiter, der mir sagte, er wäre fast 40 Jahre dabei, aber so etwas, dass jemand wieder in Vollzeit arbeiten wolle, habe er noch nicht erlebt. Er fragte mich: „Was sind Sie denn für ein Vogel? Was ist denn mit Ihnen falsch?"
SEIT JANUAR 2016 arbeite ich wieder in der Vollzeit. Nach einer Spinalkanal-Operation in 2020 und einer Krebs-Operation in 2021 (ja, den habe ich auch besiegt!), besuche ich seit Anfang 2022 ein Fitness-Studio, was die ganzen vorherigen 17 Jahre nicht möglich war, und ich habe meine Muskulatur weitestgehend wieder aufgebaut.
ICH MÖCHTE EUCH also damit zeigen: Die Diagnose ist nicht gleich das Ende!
Wie gesagt, es ist die Krankheit mit den tausend Gesichtern.

Und noch einmal: Es ist nur MEIN Weg, keine Empfehlung. Passt bitte auf euch auf und hört auf euer Bauchgefühl.
- Bernd

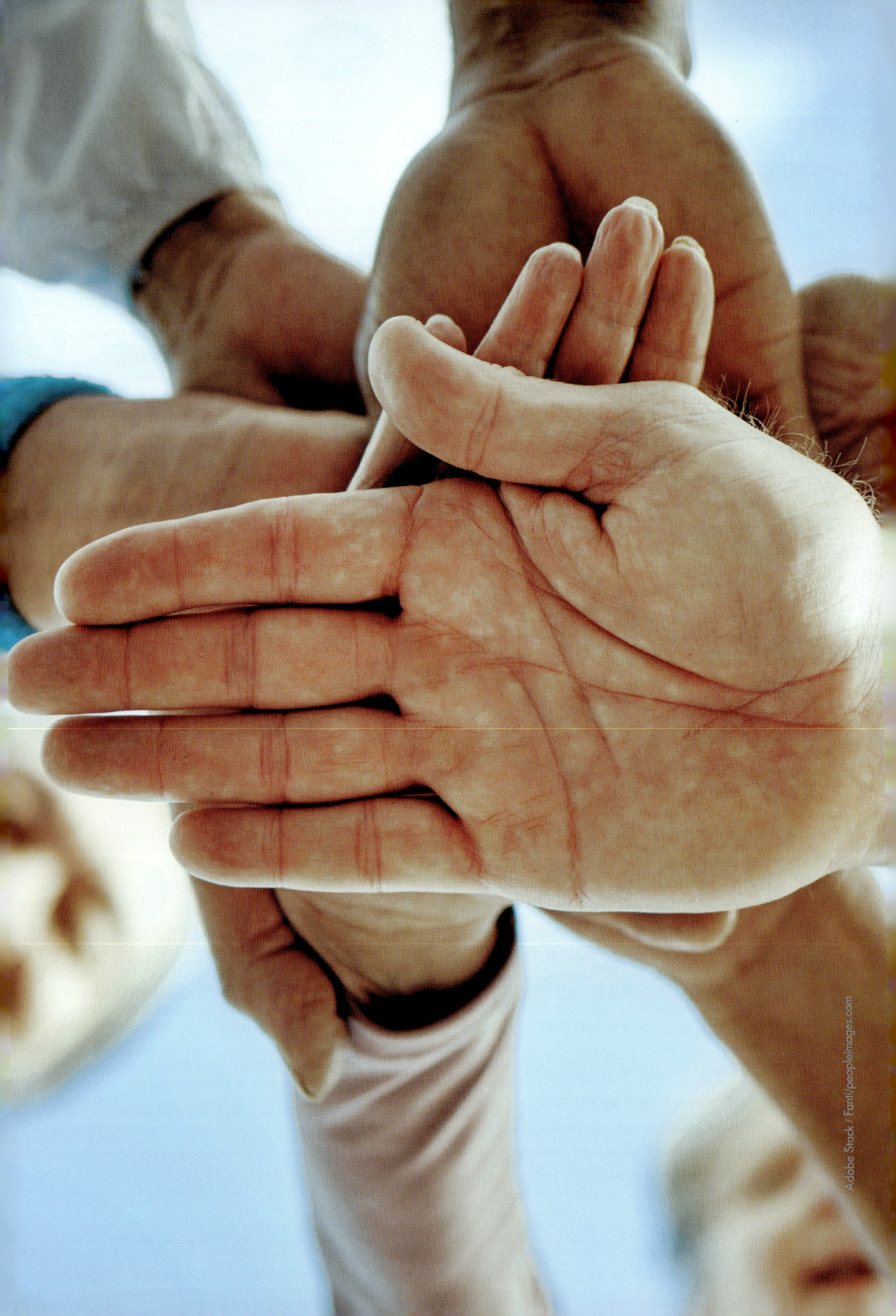
Adobe Stock / Fanti/peopleimages.com

FELS IN DER BRANDUNG ODER BLATT IM WIND?

Warum die Menschen in deiner Umgebung wichtig sind.

Sortiere die Leugner, Besserwisser oder die 'Stell dich nicht so an' aus. Umgib dich mit den Felsen, denn die geben dir Halt und Stabilität.

Bei jedem Krieg gibt es Ruhe zwischen den Stürmen.
Es kommen Tage, an denen wir den Glauben verlieren.
Tage, an denen sich unsere Verbündeten gegen uns stellen.
Aber es wird niemals der Tag kommen,
an dem wir dich im Stich lassen!

(Transformers III – Dark of the Moon)

Und genauso kam es. Nachdem ich meine Diagnose erhielt, hätte ich am liebsten meinem Paps als Allererstes davon erzählt. Er war immer der Fels in meiner Brandung, aber er hatte mich elf Jahre zuvor einfach verlassen. Weg. Für immer. Im Himmel. Er war kein Mensch, der körperliche Nähe geben konnte; aber er hätte mich an seine Seite gezogen, mir auf die Schulter geklopft und gesagt „Kind, mach dir keine Sorgen. Wir kriegen das hin. Ich bin hier, wenn du mich brauchst." Fertig. Thema erledigt. Und genau das hätte ich gebraucht. Kein Mitleid, keine Theatralik. Einfach nur zu wissen, dass er, wie immer, für mich da gewesen wäre, wäre genug gewesen.

SO WAR NUN Horst der Erste, dem ich nach meiner ersten Kortison-Infusion von meiner ganz frischen Diagnose berichtete. Sein Kommentar: „Ach du Scheiße". Ja, das traf es in etwa. Dann rief ich in der Firma an, um dort Bescheid zu sagen, dass ich vorerst ausfallen würde. Dauer noch unbestimmt. Meine Kollegin Rose fragte sofort, was los sei.

ICH ERZÄHLTE IHR, was ich keine zwei Stunden vorher erfahren hatte und sie sagte: „Ich drücke dich von hier aus. Wenn du reden möchtest, bin ich für dich da. Ich sage dem Chef Bescheid." Am gleichen Nachmittag rief er mich im Krankenhaus an und sagte: „Wenn ich Sie jetzt frage, wie es Ihnen geht, dann ist das ziemlich dämlich, oder? Sie brauchen auch nicht zu antworten." Und weiter:

„Machen Sie jetzt erst mal Ihre Therapie im Krankenhaus und alles andere, was danach kommt, und dann sehen wir weiter. Aber machen Sie sich keine Sorgen um Ihren Job." Er war immer geradlinig und fair. Und wenn er etwas sagte, dann war das auch so. Entweder „ja" oder „nein" – etwas dazwischen gab es für ihn nicht, und dafür schätze ich ihn heute noch.

OKAY, DIE BIS dahin wichtigsten Personen waren informiert. Aber ich ahnte noch nicht, welche Reaktionen es von Freunden, Bekannten und Kolleginnen bzw. Kollegen geben würde.

DIE LEUGNER

FÜR MICH WAR diese Kategorie besonders schlimm. Zumindest am Anfang meines Weges mit den zwei Buchstaben. Das Problem bei dieser Krankheit ist, dass ein anderer sie nicht sieht. Niemand sah mir an, ob sich ein Schleier über meine Augen zog, und ich nur noch, wie durch einen Nebel sehen konnte. Ob mein Sehfeld eingeschränkt war oder ich Doppelbilder vor Augen hatte, so dass mir starke Lichtreflexe in meinen Augen regelrecht wehtaten. Niemand sah mir an, dass ich mir öfter ins Höschen pinkelte, als mir lieb war, weil mein Blasenmuskel nicht mehr richtig funktionierte. Niemand sah mir meine Fatigue an – meine Erschöpfung. Es gibt viele Symptome, die nun mal unsichtbar für andere sind. Ich denke immer, manchmal wäre es einfacher, ein Bein ab zu haben, denn dann sieht man die Beeinträchtigung. Und das ist nur das nette Wort für die Behinderungen, die die MS mit sich bringt.

UND ALL DAS sorgte für Unverständnis in meinem Umkreis. Ich stand vor ihnen und sah, nach außen hin, aus wie das blühende Leben. Nun erzählte ich ihnen, dass ich unheilbar krank sei. Das verstanden sie nicht. Denn es kann nicht sein, was nicht sein darf! Die Diagnose wurde zwar vernommen, aber sie passte nun mal nicht zu mir. Die MS – das unbekannte Schreckgespenst.

„NEIN, DAS KANN nicht sein!", „Aber du sitzt doch gar nicht im Rollstuhl, das muss was anderes sein!", „Die Ärzte haben doch manchmal selbst keine Ahnung!", „Such dir einen neuen Arzt!", „Lass das nochmal abklären, denn es ist bestimmt die Erkältung, die du neulich verschleppt hast. Ich habe da erst vor Kurzem noch etwas drüber gelesen", „Das ist doch Quatsch, du brauchst einfach nur mal einen Urlaub, du hattest in den letzten Jahren viel zu viel um die Ohren!", „Das ist die Psyche!". Und das ist nur ein kleiner Auszug von dem, was ich mir alles anhören musste in der Phase, in der ich vor Unsicherheit und Ängsten zerfressen war.

HEUTE WEISS ICH, dass diese Äußerungen nur Ausdruck der Hilflosigkeit waren und die Angst vor meiner Veränderung.

MEIN RAT: LEUGNER wissen nicht, dass sie unnötig Hoffnungen schüren, denn niemand will die MS-Diagnose doch selbst wahrhaben! Auch wenn der Verstand, und all die Informationen, die ich in der Zwischenzeit erhalten hatte, mir sagten, dass es nun mal so ist, wie es ist, und ich es akzeptieren musste, mit dieser Krankheit zu leben. Deshalb ist es besser, Leugnern nicht länger zuzuhören.

„STELLEN SIE SICH NICHT SO AN"

JA, AUCH DIESE Kategorie gibt es. In dem Fall mein ehemaliger Personalchef. Er sprach mich eines Tages in unserer Kantine an und fragte mich, wie es mir gehe. Es ging mir zu dem Zeitpunkt nicht gut, da ich einen erneuten Schub hinter mir hatte, der mir noch in Mark und Bein steckte. Im wahrsten Sinne des Wortes. Ich antwortete also wahrheitsgemäß und erhielt die Antwort: „Stellen Sie sich nicht so an. Unsere Ministerpräsidentin (Rheinland-Pfalz) leidet auch an MS und die hat keine 35-Stunden-Woche wie Sie. Sehen Sie sich an, was die alles leistet." Sprach´s, ließ mich stehen und weg war er.

MEIN RAT: ICH hätte ihm gerne gesagt, dass man das nicht vergleichen kann, denn sie spielt definitiv in einer ganz anderen Liga. Sie hat mit Sicherheit ihre Leute, die ihr viel vom Alltag nehmen und auch garantiert die finanziellen Mittel. Sie braucht sich mit Sicherheit keine Gedanken um ihre finanzielle Existenz machen und um kostenintensive Therapien, die nicht von der Krankenkasse übernommen werden. Deshalb sollte man sich durch Vergleiche niemals unter Druck setzen lassen.

„DU SIEHST ABER GUT AUS!"

SO EINE KOLLEGIN, die mich auf dem Flur auf meinem Weg in mein Büro traf. Ich bedankte mich artig und freute mich. Sind wir ehrlich: Komplimente hören wir alle gerne – egal von wem. Allerdings schob sie unmittelbar den Satz hinterher: Das sieht man dir gar nicht an."

„Was sieht man mir nicht an?"

„Na, dass du diese Krankheit hast."

„Was stellst du dir denn vor? Wie soll ich denn aussehen? Wie Quasimodo?"

„Nein, so ist das doch gar nicht gemeint. Ich finde es nur großartig, wie du mit der Krankheit umgehst. Du bist so stark."

Und ich war so unglaublich neidisch, dass sie gesund war. Meine sogenannte Stärke war und ist nur ein äußeres Erscheinungsbild. Im Grunde habe ich auch heute noch Ängste; dieses Mal nur anders gelagert. Ich bin schon auf Hilfe angewiesen; sei es Hilfe und Unterstützung von der Liebe meines Lebens, die ich an dieser Stelle Jens nenne, vom Pflegedienst vom Rest der Familie oder von Freunden und Bekannten. Ich verliere immer mehr von meiner Unabhängigkeit und habe Angst davor, irgendwann ganz pflegebedürftig zu sein. Die MS kann ein Arschloch sein.

MEIN RAT: NIMM das Kompliment an und denk dir deinen Teil. Immerhin siehst du gut aus, das ist doch auch schon was.

„DIE FREUNDIN EINER BEKANNTEN EINER ARBEITSKOLLEGIN…"

DAS SIND DIe Schlimmsten. Oder vielleicht auch nicht. Da kommt noch was auf dich zu. Aber: „Die Freundin einer Bekannten einer Arbeitskollegin..." kommt schon nah dran. „Die hat das auch. Aber die hat dieses oder jenes Medikament bekommen, der geht es jetzt gut, die ist jetzt gesund."

MEIN RAT: REINER Zufall und Glück gehabt. Es gibt definitiv keine Heilung, durch welches Medikament auch immer. Wir werden nicht gesund! Das musst du in deinen Kopf bekommen. Du musst es dir nicht tagtäglich in Erinnerung rufen, denn dann wirst du deprimiert. Aber du musst es als gegebenen Fakt wissen. Kaputte Nervenbahnen sind und bleiben kaputt. Man kann sie nicht reparieren, indem man Isolierband drüber klebt und gut ist. Nein, so funktioniert das nicht. In gewissen Stadien übernehmen benachbarte Nervenzellen die Funktion, die notwendig ist. Aber das nicht immer und die Frage ist: Funktioniert wirklich wieder alles wie vor der Schädigung oder ist da nicht doch ein gewisser Verlust? So wird es nämlich sein. Denn diese „aushelfenden" Nervenzellen müssen ja nicht nur ihren eigenen Job übernehmen, sondern auch einen zusätzlichen Job. Und warum soll es denen anders gehen als uns, wenn wir uns verausgaben? Dann sind wir auch irgendwann K.O. und brauchen für gewisse Dinge länger als sonst. Dann werden die fünf Kilometer nicht mehr in 60 Minuten gelaufen, sondern in 120 Minuten.

BESSERWISSER ODER „ICH MEINE ES DOCH NUR GUT"

MINDESTENS GLEICHZUSETZEN MIT „Die Freundin einer Bekannten einer Arbeitskollegin...". Du wirst mitleidig angesehen und man sagt dir, was du machen musst, um gesund zu werden. Das fängt an bei „Du musst nur Weihrauch nehmen", geht weiter über „Du darfst dich nicht hängen lassen, geh raus, spazieren", „Du musst über den Bauch einatmen", „Ich habe gelesen, dass „x" helfen kann", hin zu „Ich vergesse auch viel, das ist doch nichts Besonderes". All diesen Menschen ist eines gemeinsam: Sie meinen es wirklich nur gut mit dir. Sie wissen nicht, wie sie mit dir und deinen oft für sie nicht sichtbaren Einschränkungen umgehen sollen.
MEIN RAT: SEI nett, lächle, sage, dass du es ausprobieren wirst, und bedanke dich für den guten Rat. Dann hast du deine Ruhe. Es bringt nichts, mit diesen Menschen zu diskutieren. Sie stecken nicht in deiner Haut. Wenn dir dein 85-jähriger Schwiegervater sagt, dass er auch viel vergisst, Ginseng ganz großartig ist, dann meint er es wirklich nur gut und will dir damit sagen, dass du nicht allein bist. Aber wenn du erst 45 Jahre alt bist, du jetzt schon durch die MS kognitive Probleme und Einschränkungen hast, dann wirst du dich fragen, wie das erst bei dir aussehen wird, wenn du 85 Jahre alt bist. Tu das, was dir guttut und verhalte dich, wie es dir guttut. Damit fährst du auf Dauer am besten.

„ES GIBT SCHLIMMERE KRANKHEITEN"

JA, DIE GIBT es. Aber das ist genauso, als würdest du zu deinem Paps gehen, ihn im Alter von 15 Jahren darum bitten, dir ein Mofa zum Geburtstag zu schenken, weil deine Freundin Gabi auch eins hat. Er wird dir sagen: „Es ist mir egal, was andere Leute haben, du bekommst keins." Zack. Fertig. Aus die Maus. Thema erledigt.
Du hast diese Krankheit, die dein Leben auf den Kopf stellt. Du musst unter Umständen Lebensträume begraben, die du hattest. Du musst damit leben, auf die Hilfe anderer angewiesen zu sein. Und du hast definitiv das Recht, über die Veränderung in deinem Leben zu jammern. Klar, geht es den Kindern in Äthiopien nicht gut, weil sie hungern müssen. Klar, müssen die Menschen in Kriegsgebieten Angst um ihr Leben haben. Aber du lebst im Hier und Jetzt. Du bist du und du bist einzigartig und du hattest einen Plan für dein Leben.
MEIN RAT: MEINE Psychotherapeutin half mir, die Krankheit anzunehmen und zu verarbeiten. Ihr sagte ich auch immer, dass ich froh sei, „nur" MS zu haben, schließlich gäbe es schlimmere Krankheiten. Und ich dachte, ich fühlte mich besser damit. Sie lächelte dann immer vor sich hin und hielt mir vor Augen, dass ich vergleiche, um

mich besser zu fühlen. Aber es sei wichtig, sich selbst wahrzunehmen und es sei wichtig, auch über das Verlorene jammern zu dürfen. Ich habe einen Plan im Leben gehabt, Träume und Ziele. Und einen Teil davon könne ich nun von jetzt auf gleich nicht mehr verwirklichen. Ohne selbst schuld daran zu sein. Sie sagte immer: „Das Vergleichen ist das Ende des Glücks und der Anfang der Unzufriedenheit." (Soren Aabye Kieerkegaard, 1813 – 1855, dänischer Philosoph, Essayist, Theologe und Schriftsteller). Sie brachte mir bei, dass es eigentlich nur einen einzigen Menschen auf der Welt gibt, dem es am schlechtesten geht. Denn, spiel es mal gedanklich durch, es wird immer jemanden geben, der schöner ist als du, reicher ist als du, mehr in der Welt herumkommt als du, mehr Geld auf dem Konto hat als du, einen besseren Job hat, scheinbar glücklicher ist als du, oder, oder, oder... Irgendjemandem wird es immer besser gehen als dir. Und somit gibt es auch diejenigen, denen es schlechter geht als dir. Aber wer bestimmt denn, was besser oder schlechter ist? Wenn du bei denen, denen es scheinbar besser geht als dir, hinter die Mauern siehst, erkennst du vielleicht, dass der erfolgreiche Manager seine Frau verprügelt, Kinder aus reichem Hause einsam sind und du wirst dich fragen, ob du dich immer noch mit dieser Person vergleichen möchtest.

ALSO, WENN DU, genau wie ich, mal wieder in die „Es gibt Schlimmeres"-Falle getappt bist, dann nimm das einfach zur Kenntnis und besinne dich auf dich selbst. Du bist einzigartig und etwas ganz Besonderes. Anders als alle anderen und so soll es ja auch sein. Etwas Einzigartiges kann man nicht vergleichen. Streiche also den Gedanken „Mir geht es besser als allen anderen" oder „Mir geht es schlechter als allen anderen" aus deinen Gedanken. Wenn dir nach Weinen zumute ist, dann tu das, wenn dir nach Lachen zumute ist, dann tu das. Wenn dir danach ist, Teller zu zerdeppern, dann tu das. Umgib dich mit Menschen und Dingen, die dir guttun.

DIE FELSEN

ES GIBT NOCH viele andere Kategorien, wie die neugierigen und sensationslustigen Nachbarn, die wissen wollen, wie denn „so eine mit MS" aussieht; die Zweifler, die dir sagen, dass du keine MS hast, sondern irgendetwas anderes, von dem sie mal gelesen haben aber auch, und das ist das Gute daran, diejenigen, die dir bedingungslos, ohne zu fragen und mit unendlich viel Liebe im Herzen für dich, zur Seite stehen. Wie mein Jens. Er behandelt mich wie einen normalen, gesunden Menschen. Er beobachtet mich im Stillen und sieht, wann ich Hilfe brauche. Und selbst dann fragt er mich erst, ob ich Hilfe möchte. Oder er kommt zu mir, sieht mich an und sagt: „Was hältst du davon, wenn wir das oder so machen?" und zeigt es mir. Dann kann ich selbst entscheiden, ob ich seine Hilfe annehme oder nicht, denn ich möchte mir meine Fähigkeiten erhalten. So lange wie möglich. Das geht aber eben nicht, wenn mir alles abgenommen wird. Seine Liebe zu mir, seine Blicke, seine Worte, die vielen Kleinigkeiten im Alltag, die er unternimmt, um mir ein schönes Leben zu bieten, geben mir unglaublich viel Kraft. Und deswegen möchte ich verdammt lange fit und selbständig bleiben, um ihm etwas davon zurückgeben zu können.

JENS GEHÖRT ZU der allerbesten Kategorie meiner Ranking-Liste. Er gehört zu den „Ich lasse dich niemals im Stich".

Hab keine Angst, Menschen gehen zu lassen, die dir nicht guttun. Oft muss man Platz in seinem Leben schaffen, für neue Menschen, die viel besser für dich sind.

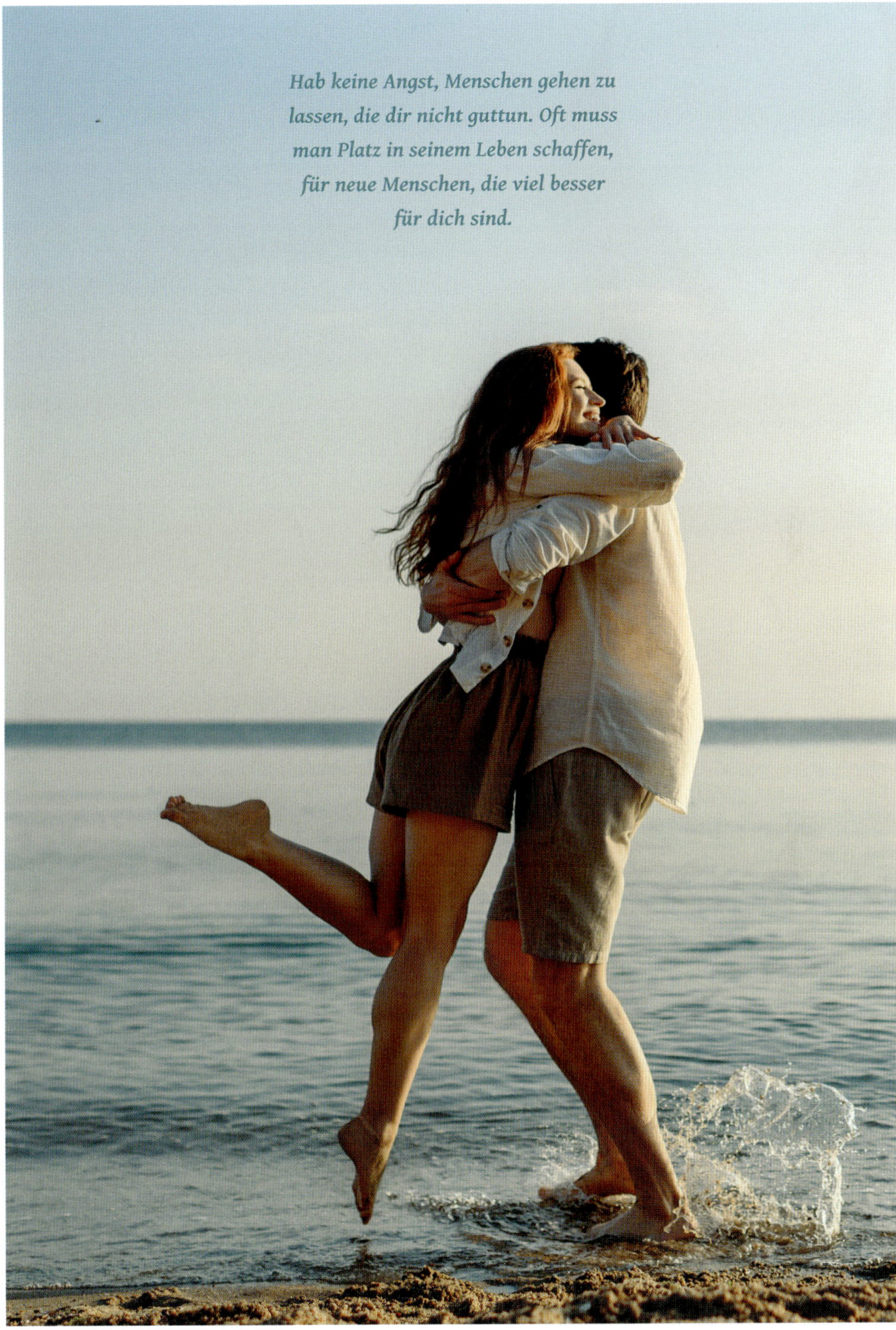

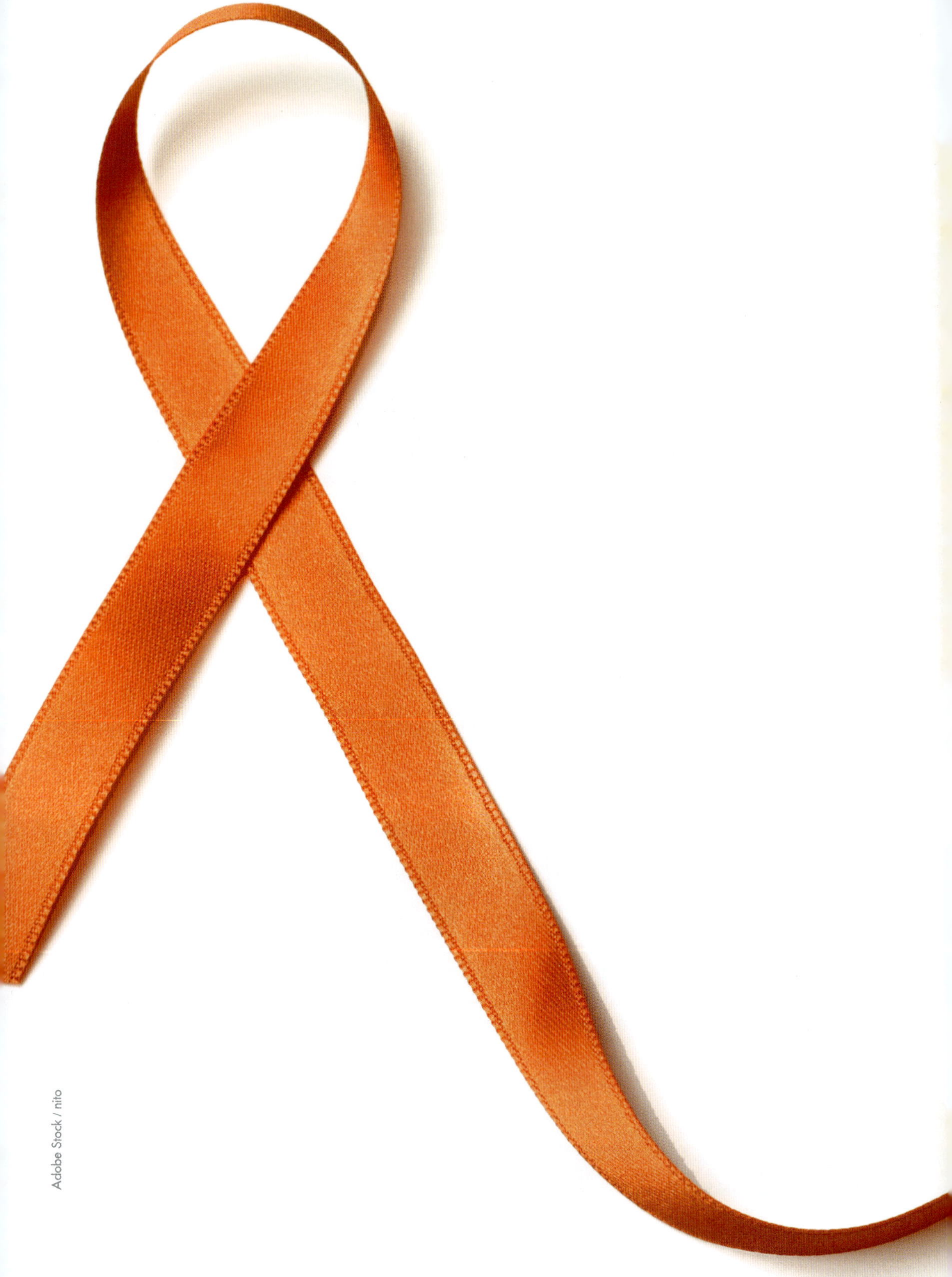

Adobe Stock / nito

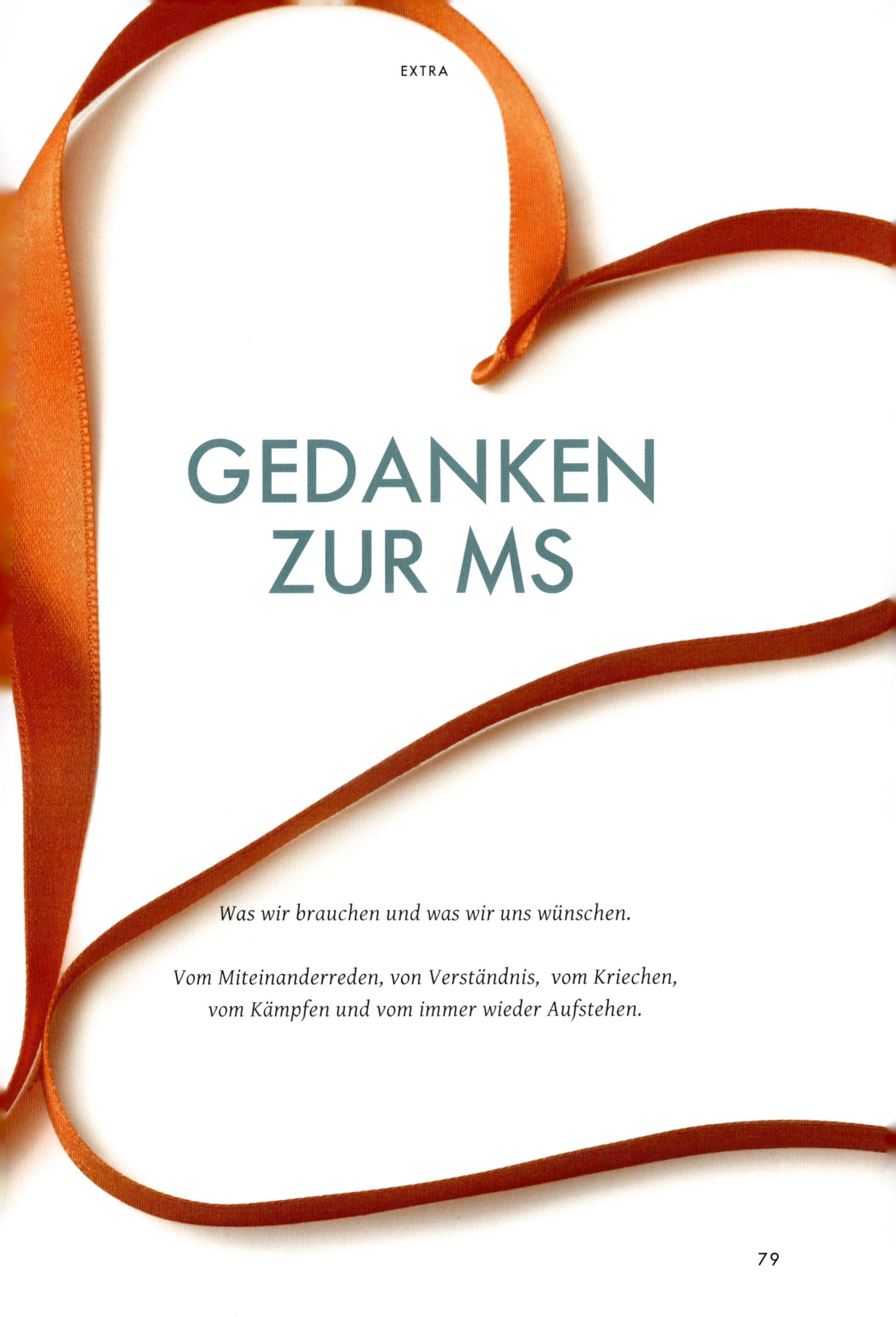

GEDANKEN ZUR MS

Was wir brauchen und was wir uns wünschen.

Vom Miteinanderreden, von Verständnis, vom Kriechen, vom Kämpfen und vom immer wieder Aufstehen.

MS = MULTIPLE SKLEROSE.

Ein Wort mit 2 Buchstaben, das die eigene Welt und die all derjenigen, die deine Welt mit dir leben, auf den Kopf stellt.

MS

Eine **unheilbare** Krankheit.

Die Krankheit mit den **1000 Gesichtern.**

Viele **UNSICHTBARE** Symptome.

Wenig „Lobby" und Anerkennung in der Gesellschaft.

verläuft bei jedem Betroffenen anders, beginnt in völlig unterschiedlichen Altersstufen und **endet unvorhergesehen,** aber nicht zwangsläufig im Rollstuhl.

bedeutet vieles, vor allem **UNBERECHENBARKEIT.**
MS bedeutet kämpfen: und das jeden Tag, jede Stunde.

bedeutet: **Niemals aufgeben** und einen möglichst hohen Optimismus bewahren oder aneignen.

MS bedeutet Verlust: Verlust von **LEBENSQUALITÄT**, von Lebendigkeit und Vertrauen in eine relativ sichere Zukunft.

MS

bedeutet **„anders“** sein.

bedeutet **ANGST** und Kontrollverlust.
Verlust von „Freundschaften“, von Arbeitsplatz und Autonomie.
Verlust von Gesundheit, von Kraft und von Energie.

bedeutet ein immerwährendes **Haushalten von Kräften und Energien** und beinhaltet Planen und Organisieren.

bedeutet, verschiedenartige **Schmerzen** aushalten zu müssen und trotzdem den Tag bestreiten zu können.

bedeutet, regelmäßig und lebenslang viele **Medikamente** (oft in Form von Spritzen) mit heftigen und zum Teil zerstörerischen Nebenwirkungen einnehmen zu müssen.

bedeutet aber auch, an der eigenen Stärke **zu wachsen** und neue wundervolle und tiefe Freundschaften zu schließen.
Man lernt ebenfalls zwangsläufig, mit einem Leben, das durch die MS eingeschränkt ist, umzugehen und es möglichst erträglich und den Umständen entsprechend zufriedenstellend zu gestalten.
ABER: Auch das ist bei jedem Betroffenen **ANDERS** und unterschiedlich und man kann **NIEMALS** vergleichen.

“ ***Ich möchte so viel hinausschreien in die Welt: Ich habe das dringende Bedürfnis, aufzuklären, die MS begreiflich zu machen in all ihren Facetten.***

MEINE BOTSCHAFT WÜRDE LAUTEN: BITTE URTEILT NIE ÜBER EINEN MENSCHEN, SEINE LEBENSWEISE, SEIN VERHALTEN, SEIN KÖNNEN ODER NICHTKÖNNEN, SEINE EMOTIONEN – WENN IHR IHN NICHT KENNT; NICHT WIRKLICH KENNT; NICHT IN „SEINEN SCHUHEN GELAUFEN SEID" …

"

Mit dem Auge ist das Wesentliche unsichtbar. (Antoine de Saint-Exupéry)

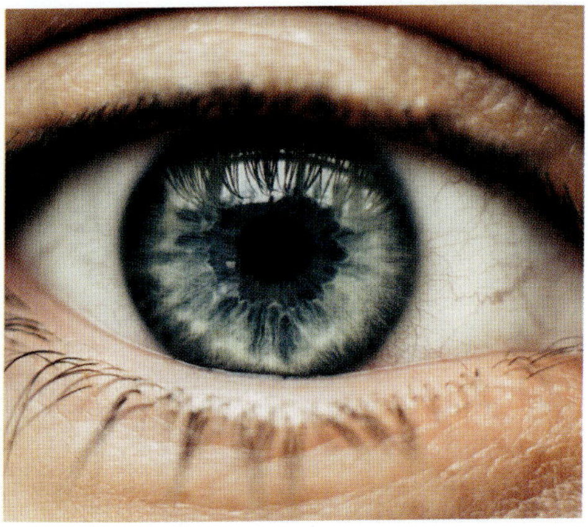

BILDET EUCH KEIN Urteil über einen Menschen, der „anders" ist …

ES GIBT SO VIELE Krankheiten, auch MS, deren Symptome unsichtbar sind. Es sieht uns kaum einer an, dass wir abgrundtief erschöpft (FATIGUE) sind, denn wir können trotz dieses komatösen Zustandes aussehen wie das „blühende Leben"; es sieht uns keiner an, dass gerade die Hand o. das Gesicht taub sind, dass wir einen „Ameisenhaufen" über unseren Körper wandern und beißen spüren, dass evtl. jemand inkontinent ist und vielleicht schon OPs deswegen hatte, dass ein Auge blind ist, oder beide Augen extrem sehgeschwächt sind. Es sieht uns niemand unseren Schwindel an, unsere Kraftlosigkeit, die fehlende Energie, kognitive Leistungsstörungen und vieles mehr. UND ES SIEHT uns niemand das Energie-Management an, das wir im Vorfeld betrieben haben (=ausruhen), um an einer Veranstaltung teilnehmen zu können und lebendig zu wirken. Oder welche Kraft und Anstrengung es uns kostet, stehen zu können …

WAS MAN SIEHT, sind die sichtbaren Behinderungen, wenn man z.B. im Rollstuhl sitzt, oder Probleme beim Laufen hat.
Es tut uns weh, wenn wir verurteilt werden. Wir haben uns diese Krankheit nicht ausgesucht und wir brauchen Unterstützung! Wir brauchen Unterstützung in Form von Vertrauen auf das, was wir sagen. Wenn wir sagen: „ich muss mich hinlegen, weil mich gerade eine schlimme Fatigue überfällt", oder wenn wir Freunden mitteilen, dass wir diesen geplanten Ausflug sicherlich nicht schaffen, weil es einfach zu viel wird, dann sind wir darauf angewiesen, dass man uns glaubt. Glaubt, ohne „Wenn und Aber".
WIR BRAUCHEN KEIN Mitleid. Mitgefühl nehmen wir dagegen gerne entgegen; es zeigt, dass unser Gegenüber empathiefähig ist und mitdenkt …

Adobe Stock / rigg

WIR BRAU-CHEN

- **Vertrauen.**
- **verständnisvolle** Arbeitgeber, Freunde, Partner und Familien.
- auch manchmal **konkrete Hilfe:** eine Treppe hinauf oder hinab zu kommen, aufzustehen – eine Hand, einen Arm.
- **gute Hausärzte** und kompetente, hochinformierte und verständnisvolle **Fachärzte.**
- **verständnisvolle Ämter** (Krankenkassen, Rentenversicherung, Arbeitsamt usw.). Wir wünschen es uns, da wir es brauchen und ganz oft nicht erhalten und erleben. Der sogenannte Sozialstaat hat definitiv spätestens dann seine Grenzen, wenn man in einer Situation ist, in der man es zu spüren bekommt. (Krankengeld, „Übergangsgeld "/Arbeitslosengeld 1, oder gar HARTZ 4)
- eine **Gleichstellung** ohne großes Aufsehen.
- **Lobby.**
- gute **Medikamente ohne schlimme Nebenwirkungen** und mit einer echten Hoffnung auf HEILUNG...
- eine **(Zu-)Zahlung** zu vielen Medikamenten, Nahrungsergänzungsmitteln und Therapien. Wir müssen als chronisch Kranke noch immer viel zu viel selbst zahlen, während wir uns ja oft gerade durch diese Erkrankung in keinem guten wirtschaftlichen/finanziellen Zustand befinden.
- **KEINE MS,** wir wünschen uns Gesundheit und brauchen sie auch.

WIR LEBEN UND SIND DANKBAR. WIR LEBEN MANCHMAL GUT UND MANCHMAL KRIECHEN WIR NUR. OFT KÖNNEN WIR NICHT MEHR „RENNEN", ABER WIR KÄMPFEN, BLEIBEN NICHT STEHEN UND GEBEN NIEMALS AUF. ABER WIR BRAUCHEN UNTERSTÜTZUNG, UM UNSER LEBEN ADÄQUAT LEBEN ZU KÖNNEN.

UND BITTE VERGLEICHT DEN EINEN MSLER NICHT MIT DEM ANDEREN MSLER!

MS ist die Krankheit mit den 1000 Gesichtern: ein Betroffener, der z.B. Probleme beim Laufen, aber sonst keine weiteren Einschränkungen hat, also beispielsweise auch keine Fatigue kennt, der kann seinen Alltag mit entsprechender Gehhilfe ansonsten aber so normal wie ein Gesunder leisten, weil er nicht schneller erschöpft ist. Dieser hat evtl. auch sonst weiter keine MS-Symptome und ist deshalb voll leistungsfähig, trotz Geh-Einschränkungen.
Ein anderer Betroffener sieht „kerngesund" oder wie das „blühende Leben" aus, kann laufen und hat keine großen sichtbaren Einschränkungen, er kann aber dermaßen mit Fatigue, Schwindel, Schmerzen und Ähnlichem geplagt sein, dass er arbeitsunfähig ist. Diese Differenzierung ist sicher sehr schwierig für Außenstehende, aber für uns und das Verständnis über MS SEHR WICHTIG!

UND WIR BRAUCHEN ab und zu ein tröstendes Wort, wenn uns mal wieder die Realität eingeholt hat und wir im Vergleich mit gleichaltrigen Gesunden feststellen, was wir doch alles nicht mehr schaffen ... Dieser Vergleich schmerzt unendlich ...

DANN BRAUCHEN WIR einen verständnisvollen, liebevollen Arm, der uns auffängt und tröstet, ohne uns die „Welt" zu versprechen, ohne uns „gute Ratschläge" zu geben, ohne uns schlaue Redensarten um die Ohren zu hauen. Wir brauchen ein liebevolles Ohr, das zuhört, uns versteht und tröstet. Dann sieht die (MS-)Welt gleich freundlicher aus.

BITTE, LIEBE MITMENSCHEN, versucht, uns und unsere unsichtbaren Symptome zu verstehen, uns zu glauben und bitte nehmt unsere sichtbaren Symptome hin, helft uns, ohne zu bemitleiden. Unterstützt uns und helft uns, eine größere Lobby für diese schwere, bisher unheilbare und unberechenbare Erkrankung zu schaffen und helft uns, unser Leben lebenswert, erfüllt und glücklich leben zu können. **DANKE.**

© Heike Führ https://multiple-arts.com/

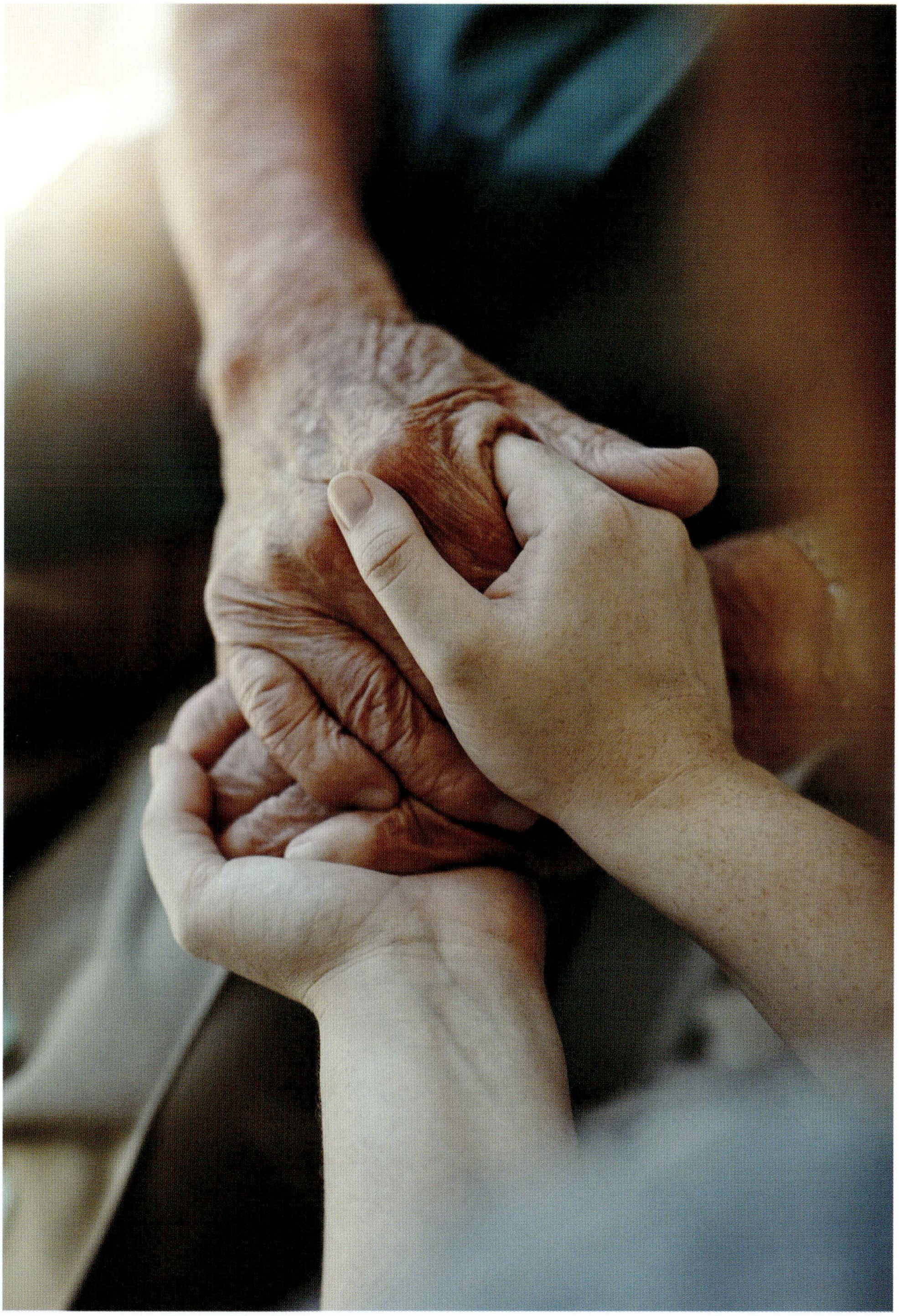

Adobe Stock / Nola V/peopleimages.com

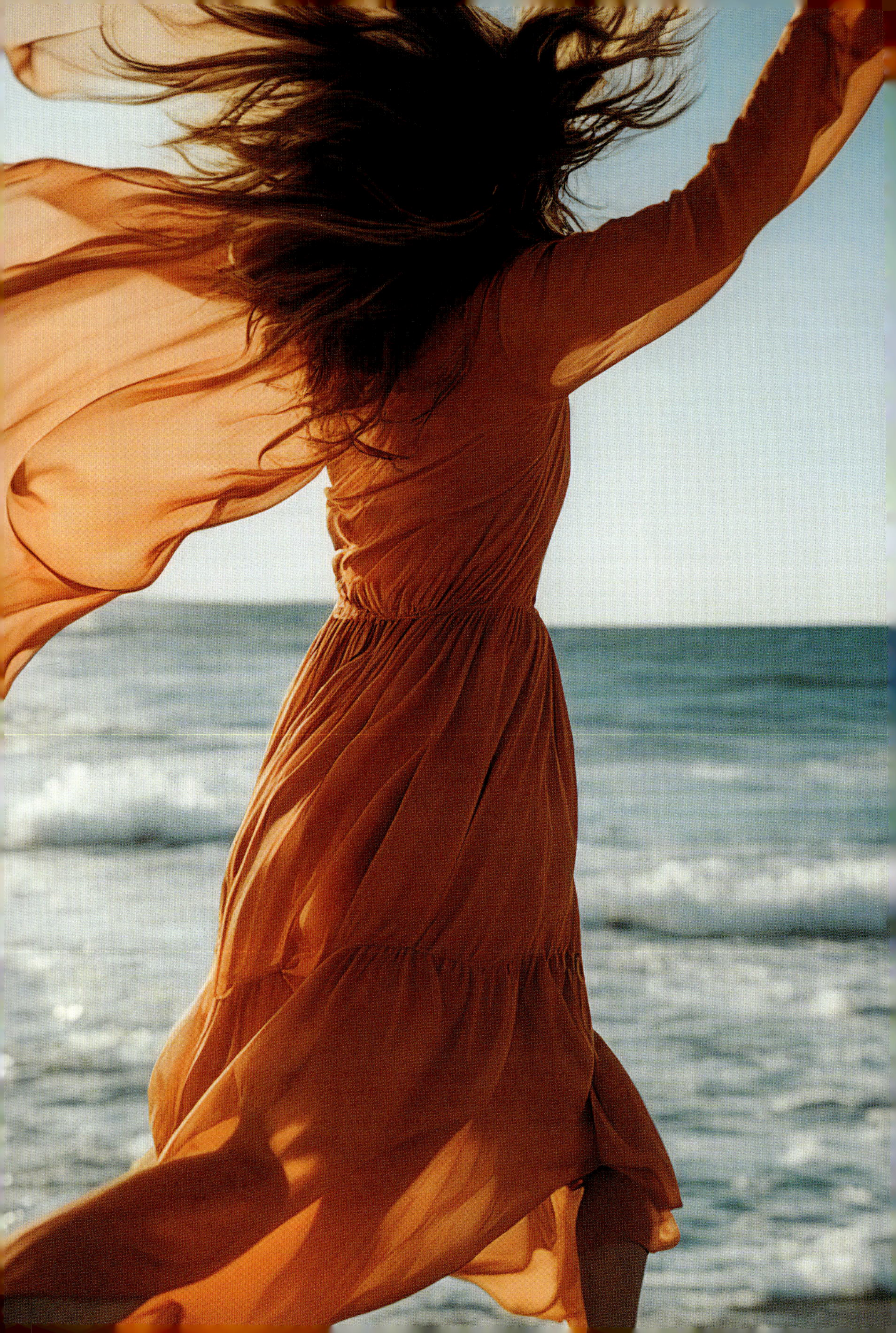

DU STEHST DAS DURCH.

ALLEINE ODER MIT PARTNER

Was deine Umwelt durchmacht.

Manchmal ist man besser alleine glücklich und zufrieden, als zu zweit gestresst und unglücklich.

Trotz allem muss dir bewusst sein, dass die Krankheit nicht nur eine Herausforderung für dich ist, sondern auch für deine Umgebung. Hilflosigkeit, Ängste, Sorgen, Unwissenheit und zerplatzte Lebensträume verspüren auch dein Partner, die Familie, Freunde, Bekannte und Kollegen.

Wenn diese nicht gerade schon mal mit MSlern in Kontakt waren und wissen, was diese Krankheit bedeutet, begeben auch sie sich auf unbekanntes Terrain. Sie erkennen oder erahnen vielleicht den Ernst der Erkrankung, aber auch sie fragen sich, wie das weitere Leben mit der Krankheit verlaufen wird. Und das kann niemand voraussagen, auch dein behandelnder Neurologe nicht.

VIELLEICHT WIRD DEIN Partner seine eigenen Gefühle und Ängste unterdrücken, um ganz für dich da sein zu können. Aber die Gefahr ist, dass er sich selbst dabei vergisst und das wiederum kann körperliche oder psychische Probleme bei ihm auslösen. Dein Partner wird sich machtlos fühlen und es fällt schwer, überhaupt Pläne für die Zukunft zu machen. Du weißt ja: Leben ist das, was passiert, wenn du etwas anderes vorhast. Dein Partner fragt sich, welche Auswirkungen deine Krankheit auf euer gemeinsames Leben hat. Was waren eure Pläne? Eure Wünsche und Visionen? Wolltet ihr zusammen die Welt erkunden? Das geht möglicherweise nicht mehr so einfach. Habt ihr beide ausgiebig Sport betrieben? Auch hier gibt es möglicherweise Einschränkungen und auf einmal ist der Partner nicht mehr der, den man kennen und lieben gelernt hat. Dein Partner wird zurückstecken müssen, vielleicht auch seine Arbeit reduzieren, um sich um dich kümmern zu können, sofern das nicht innerhalb der Familie und unter Mithilfe von Freunden und Bekannten übernommen werden kann. Statistisch gesehen ist die Hälfte der MS-Erkrankten nach 10 Jahren dazu gezwungen, den Job aufzugeben. Gleichzeitig werden die Ausgaben für spezielle Therapien steigen, wie zum Beispiel die Hippotherapie, die nicht von den Krankenkassen übernommen wird. Könnt ihr das dann noch finanziell stemmen?

DAS SOZIALE LEBEN wird sich ebenfalls ändern. Symptome wie zum Beispiel die bleierne Müdigkeit (Fatigue), eine Geh- oder Sehbehinderung schränken die Spontanität öfter ein, als dir und euch lieb ist. Und bei den Symptomen, die für deinen Partner nicht sichtbar sind, fehlt dann vielleicht das Verständnis und Konflikte machen sich breit. Gleichzeitig hat dein Partner, genau wie du, Angst vor einer Verschlechterung deiner Krankheit, die nun mal für Ungewissheit und Unvorhersehbarkeit steht. Vielleicht nimmt dein Pflegebedarf schneller und stärker zu, als gedacht – was nicht zwangsläufig sein muss. Aber auch diesen Gedanken hat dein Partner im Kopf und er muss für sich klären, ob er in der Lage und Willens ist, diese Pflege an dir zu übernehmen. Wenn ihr sowieso sehr eng und ansonsten glücklich seid, dann werdet ihr wahrscheinlich noch enger zusammenwachsen und euch noch verbundener fühlen. Ist aber schon ein Riss vor deiner MS in eurer Partnerschaft gewesen, so werdet ihr die mit großer Wahrscheinlichkeit nicht überleben, denn du wirst dich im Laufe deiner Krankheit verändern. Ich persönlich bin mit jedem Schub stärker geworden. Eine Stärke, mit der Horst, rückblickend gesehen, nicht zurechtkam und meine Ehe zerbrach. Nur hat sich das in meinem Fall als echter Glücksfall erwiesen.

MEIN RAT: WENN ihr deine MS als Paar überleben wollt, dann kann ich nur dazu raten: Redet miteinander, weint miteinander und lacht miteinander. Entwickelt eure eigene Strategie, holt euch Unterstützung in den verschiedensten Bereichen. Der Austausch mit Betroffenen in Selbsthilfegruppen zum Beispiel ist ein guter Anfang. Dein behandelnder Neurologe weiß meistens, wo eine ist. Wenn nicht, wende dich an die DMSG. Die weiß es bestimmt.

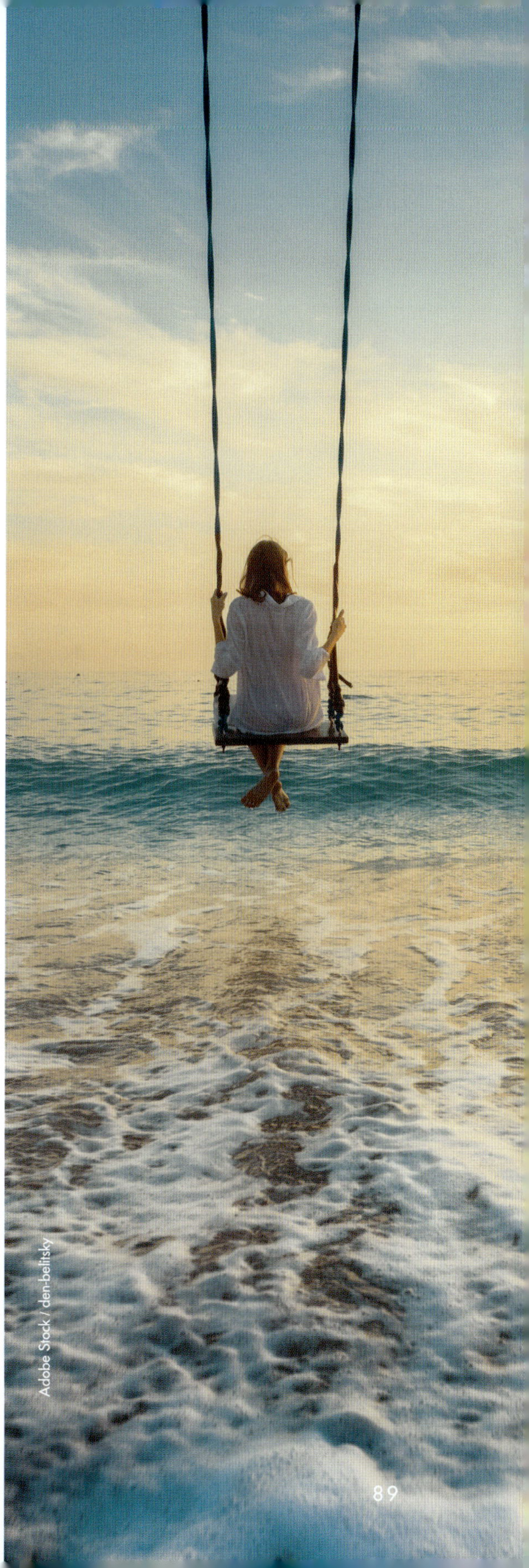
Adobe Stock / den-belitsky

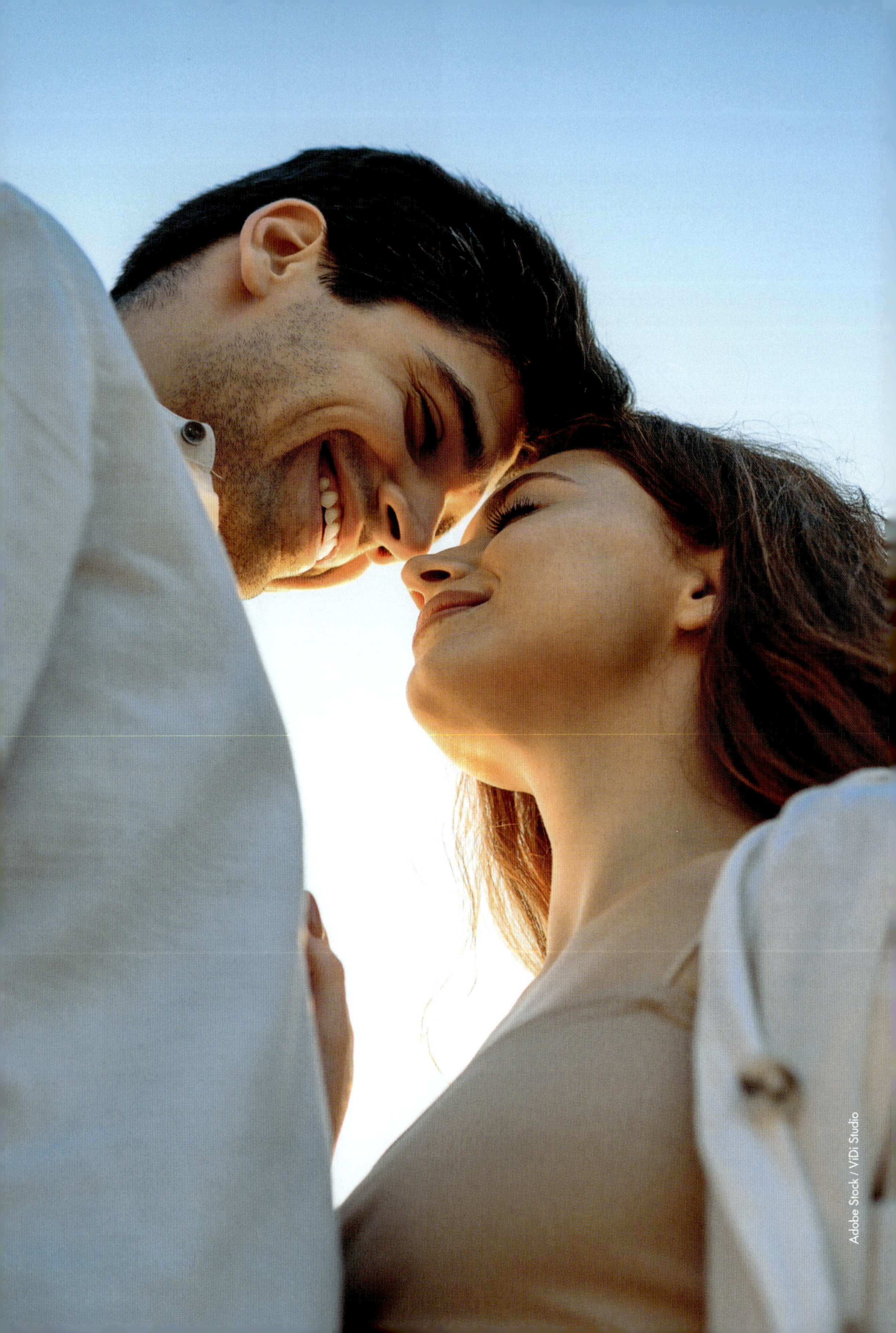
Adobe Stock / ViDi Studio

MS UND PARTNERSCHAFT

Warum Kommunikation, gegenseitiges Verständnis und Zeit miteinander der Schlüssel dafür sind gemeinsam der MS die Stirn zu bieten.

UM ALS PAAR ZU BESTEHEN UND MÖGLICHERWEISE NOCH ENGER ZUSAMMENZUWACHSEN, KANN ICH NUR ZU FOLGENDEM RATEN:

- SAMMELT BEIDE INFORMATIONEN zur MS und allem, was dazu gehört. Meistens bieten spezielle MS-Zeitschriften im Wartezimmer deines behandelnden Neurologen einen guten Anhaltspunkt oder auch und ganz besonders die DMSG.

- KÄMPFT NICHT GEGEN die MS, denn den Kampf könnt ihr nicht gewinnen. Nehmt sie an und lernt, euch damit zu arrangieren.

- SPRECHT MIT DER besten Freundin und dem besten Freund, denn manchmal ist der Partner einfach „zu nah dran" und es wird Dinge geben, die du erst mal für dich klären musst, bevor du mit deinem Partner darüber sprichst.

- NEHMT EUCH ZEIT für euch selbst; geht euren Hobbys nach oder findet neue. Jeder für sich.

- NEHMT HILFE AN, auch wenn es anfangs wirklich schwerfällt. Ihr werdet es irgendwann zu schätzen wissen.

- ÄNDERT EURE ERWARTUNGEN an die Zukunft. Meistens kommt es sowieso anders, als man denkt. Entwickelt neue Alltags- und Zukunftsstrategien; findet Dinge, auf die ihr euch gemeinsam freuen und Ziele, die ihr gemeinsam erreichen könnt.

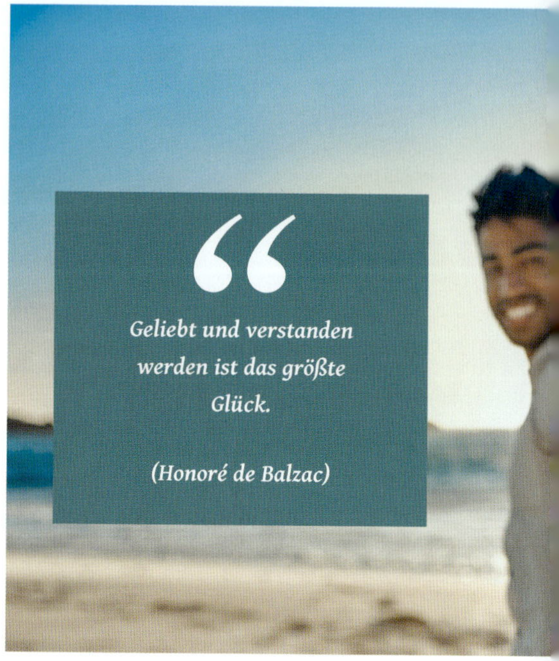
“
Geliebt und verstanden werden ist das größte Glück.
(Honoré de Balzac)

- DENKT POSITIV; SORTIERT die Menschen aus eurem Leben aus, die euch runterziehen.

- SPRECHT MITEINANDER. GANZ viel und ganz ehrlich. Konzentriert euch dabei auch auf das, was euch als Paar verbindet. Seid achtsam, sowohl gegenüber euren eigenen Bedürfnissen, als auch gegenüber den Bedürfnissen eures Partners. Manchmal ist es besser, innerlich einen Schritt zurückzutreten und in sich hineinzuhören, um dem anderen wirklich zuhören zu können. Ihr werdet euch besser verstehen, wenn ihr wisst, was in euch vorgeht. Nehmt euch Zeit füreinander und sucht gemeinsam nach Lösungen für möglicherweise aufgetretene Probleme.

- ÜBERTRIEBENE FÜRSORGE IST nie gut. Haltet es im gesunden Rahmen.

Adobe Stock / Kirsten D/peopleimages.com

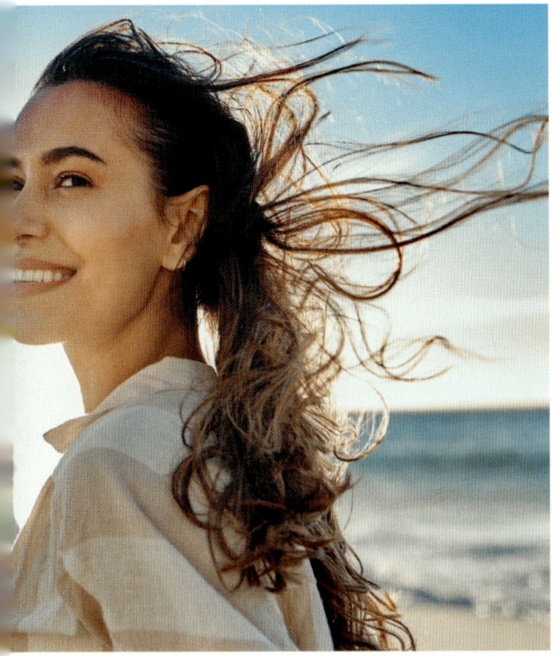

NOTHING ELSE MATTERS - METALLICA

So close, no matter how far
Couldn't be much more from the heart
Forever trusting who we are
And nothing else matters

Never opened myself this way
Life is ours, we live it our way
All these words, I don't just say
And nothing else matters

Trust I seek and I find in you
Every day for us something new
Open mind for a different view
And nothing else matters

Never cared for what they do
Never cared for what they know
But I know

So close, no matter how far
It couldn't be much more from the heart-
Forever trusting who we are

And nothing else matters
Never cared for what they do
Never cared for what they know
But I know

I never opened myself this way
Life is ours, we live it our way
All these words, I don't just say
And nothing else matters

Trust I seek and I find in you
Every day for us something new
Open mind for a different view
And nothing else matters

Never cared for what they say
Never cared for games they play
Never cared for what they do
Never cared for what they know
And I know, yeah, yeah

So close, no matter how far
Couldn't be much more from the heart
Forever trusting who we are
No, nothing else matters

FÜR MICH DER Song in Sachen Liebe. Gegenseitiges Vertauen, offen sein für die Meinung des Partners oder der Partnerin, sich umeinander kümmern. Aber auch das sich Öffnen. Dein Partner oder deine Partnerin kann nur wissen wie es dir geht und was du dir wünschst, wenn er oder sie es weiß. Und lasst euch nicht reinreden: Es ist euer Weg und nicht der der anderen.

ÜBRIGENS IST DAS unser Lied: das Lied von Jens und mir. Es trägt uns.

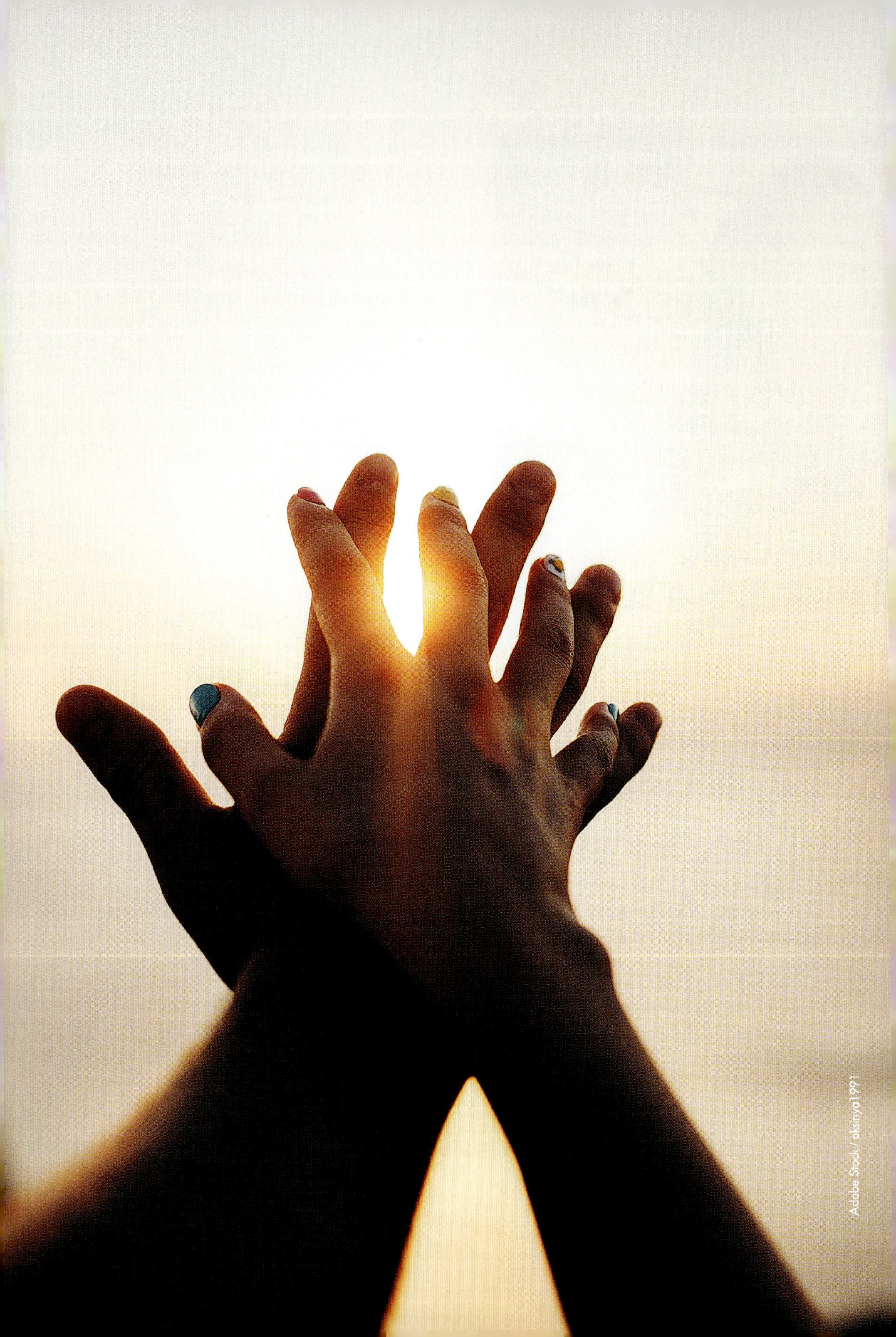

Adobe Stock / aksinya1991

OFFEN & EHRLICH

Ist es trotz MS möglich, einen Partner zu finden? Wird mein Partner bei mir bleiben? Warum man diese Frage weder mit 'Nein' noch mit 'Ja' beantworten kann. So einfach ist das nicht - genau wie das Leben an sich.

Ist es trotz MS möglich, einen Partner zu finden? Wird mein Partner bei mir bleiben? Eine Frage, die ich in meinen Reha-Aufenthalten immer wieder gehört habe. Ein paar der Antworten, die mich am meisten bewegt haben, gebe ich hier wieder:

ELLI, 56 - „Ich habe meinen Partner über eine Dating-App kennengelernt. Da hatte ich meine Diagnose gerade frisch bekommen. Ich habe sofort mit offenen Karten gespielt. Er kennt mich nur „so". Trotzdem ist es schwer für ihn, zu sehen, wenn es mir nicht gut geht. Aber er steht zu mir. Wie ein Fels in der Brandung."

INGE, 62 - „Ich lebe seit vielen Jahren alleine. Ich bin über 60. Leider hat jeder Angst, dass er mich vielleicht mal im Rollstuhl schieben muss, denn dieses Bild haben viele im Kopf, wenn sie mit dem Thema Multiple Sklerose konfrontiert werden. Aber ich laufe immer noch selbständig und ohne Hilfsmittel. Allerdings bin ich schnell erschöpft und mein Tag ist am Nachmittag schon zu Ende. Ich komme nicht gut mit heißem Wetter klar - und mit all meinen Einschränkungen gibt es keinen Partner für mich. Und eben aufgrund meiner Einschränkungen habe ich noch nicht einmal mehr Freunde. Ich unternehme trotzdem einiges alleine, wenn das Wetter es zulässt. Wenn es jetzt wieder wärmer wird und der Sommer kommt, muss ich mich in meine Wohnung zurückziehen, weil ich es draußen nicht aushalte. Welcher Partner will das mitmachen? Ich kann dafür kein Verständnis von irgendjemanden erwarten, denn so ist nun mal meine Erkrankung. Viele gesunde Menschen können sich nicht in mich bzw. die Krankheit hineinversetzen."

PAUL, 36 - „Es ist wie ein Glücksspiel. Ob man krank ist oder nicht, ob man reich ist oder nicht. Ob man einen tollen Job hat oder nicht. Es ist wie alles im Leben: reine Glückssache! Pauschal gibt es nicht! Und Garantien für eine glückliche Partnerschaft gibt es nun mal auch nicht."

CONSTANZE, 58 - „Ich habe mich dafür entschieden ohne Partner zu bleiben, denn eine Beziehung ist mir einfach zu anstrengend. Ich versuche mich dann immer zusammenzureißen und durchzuhalten, was mich schnell an meine Grenzen oder darüber hinaus bringt. Gesundheitlich ist das wie der berühmte Ritt auf der Rasierklinge für mich. Bin ich alleine, kann ich in meinem eigenen Tempo leben. Ich muss nie-

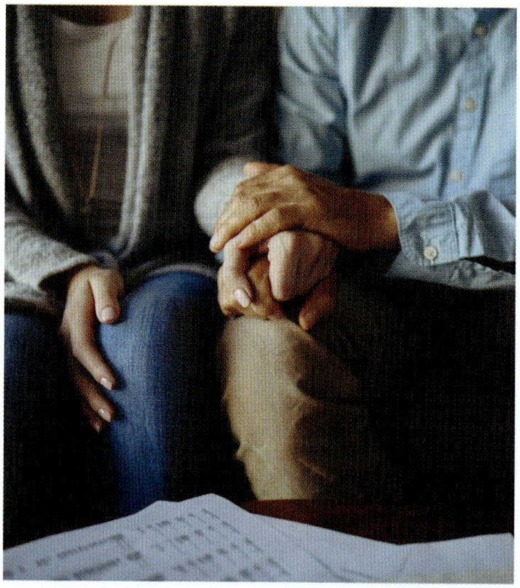

Adobe Stock / Donson/peopleimages.com

mandem erklären, warum ich schon wieder erschöpft bin, oder nicht mit ins Schwimmbad gehen mag, keine Radtour machen möchte oder irgendetwas anderes. Ich habe jetzt meinen Hund an meiner Seite und war nie glücklicher."

MELANIE, 42 - „Auch als gesunder Single ist es schwer, einen Partner kennenzulernen. Und trotz meiner MS nehme ich noch lange nicht jeden. Ich habe nämlich auch meine Ansprüche."

KLAUS, 36 - „Durch die Tatsache, dass ich im Rollstuhl sitze, ist richtiges Daten bzw. Flirten ziemlich sicher ausgeschlossen. Wenn überhaupt, muss man jemanden länger kennen, um mit anderen Dingen überzeugen zu können. Zum Beispiel durch Charakter und die Werte, die man vertritt. Aber Liebe auf den ersten Blick? Wer verliebt sich schon in einen Menschen, der im Rollstuhl sitzt? Und selbst, wenn man nicht im Rollstuhl sitzt und die Ausfallerscheinungen nicht besonders sichtbar oder groß sind, so bleibt doch das Risiko, dass sich alles verschlimmert. Es gibt wohl nur sehr wenige Menschen, die sagen, dass ihnen das egal ist und es auch so meinen."

Und ich? Ich habe meinen Jens mit MS kennengelernt. Über eine Partnervermittlungs-App. Und bin heute glücklich.

JAKOB, 27 - „Meine Krankheit macht mich, als Menschen, doch nicht aus! Natürlich braucht man jemanden, der sagt: „Schatz, zusammen schaffen wir das!". Denn vieles ist ja wirklich „nicht normal". Ich sage: Es geht alles, nur häufig anders. Darauf müssen sich beide Partner einstellen. Ich bin Single, habe aber, trotz Rolli, keine echten Probleme Frauen kennenzulernen. Die Richtige war bisher einfach noch nicht dabei. Ich bin aufgrund dessen, dass ich im Rollstuhl sitze, nicht auf der Resterampe. Ich bin in erster Linie ein Mensch mit Gefühlen, Träumen, Erwartungen und es gibt durchaus auch Dinge, die ich nicht mag. Seid einfach so, wie ihr seid. Jeder von euch ist es wert, geliebt und begehrt zu werden!"

STEFANIE, 39 - „Suchst du deinen Partner danach aus, ob er gesund ist oder nicht? Es gibt viele Krankheiten, die man dem Gegenüber nicht ansieht. Warum sollte das also ein anderer bei dir tun? Sollst du etwa ein ärztliches Attest über die „Partnerschaftstauglichkeit" vorlegen? Wer seine Liebe zu mir von meiner körperlichen Leistungsfähigkeit abhängig macht, der ist, mit oder ohne Multiple Sklerose, nicht der Richtige für mich."

UDO, 63 - „Ich bin Anfang der 60er mit Primär Progredienter MS. Was willst du denn da erhoffen in Sachen Partnerschaft, Erotik oder Intimität? Ich habe vielmehr das Problem, meine Partnerin "zu halten". Oder anders gesagt: die emotionale Distanz zu mir ist mittlerweile immens. Sie entfernt sich immer weiter von mir. Ich bin der Klotz am Bein. Ja, sie pflegt mich gut; sie betreut mich. So wie man einen Vogel betreut, den man auf der Terrasse findet. Man behält ihn eben ..."

IRENE, 56 - „Das Herz muss fühlen!"

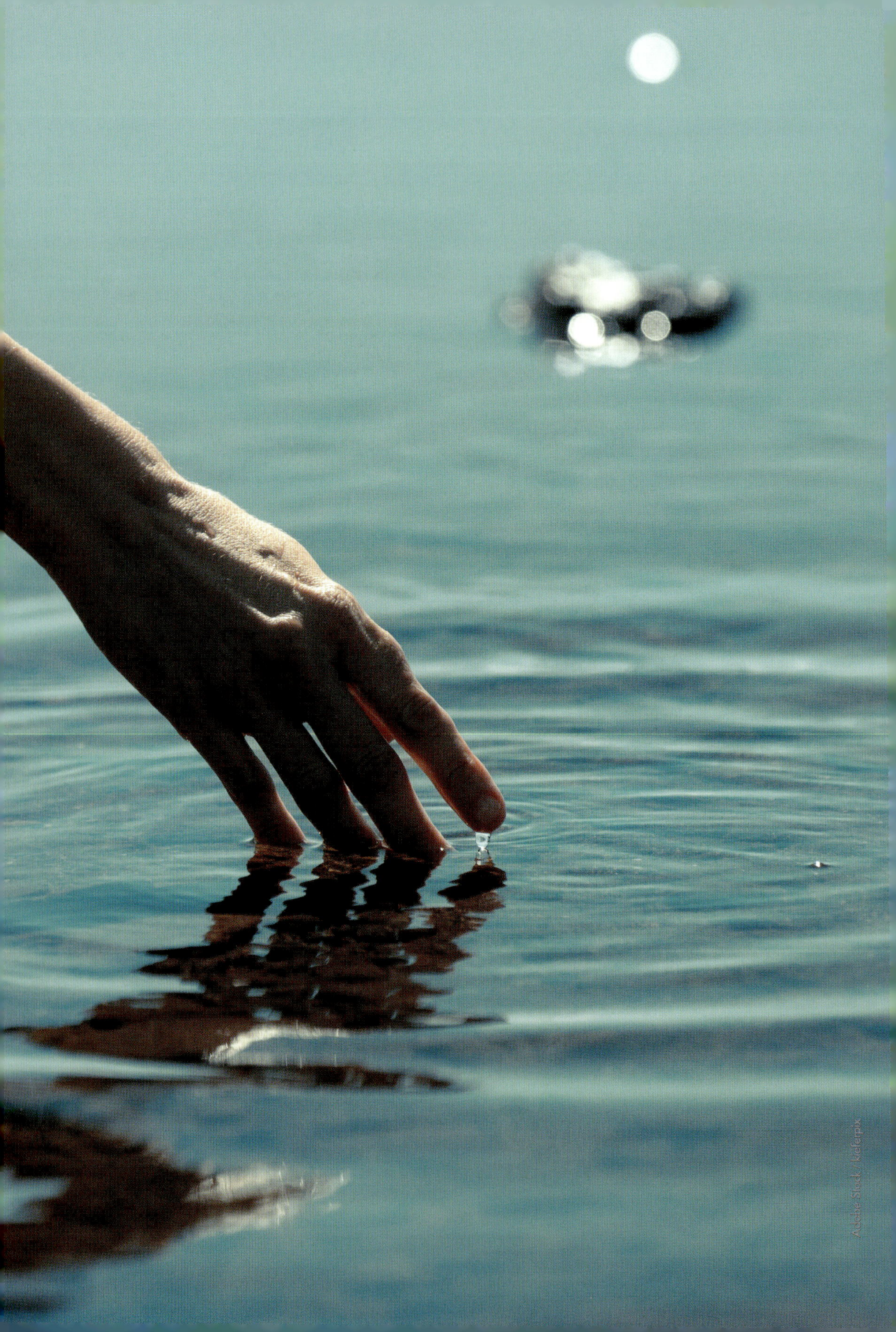

KAPITEL 8

KRAFT-QUELLEN, DIE HELFEN

Warum die Macht der Worte in der Musik, Haustiere und deine 'Felsen-Menschen' deinen Geist zur Ruhe kommen lassen. Und warum du lieber langsamer gehen solltest, wenn du 'Ankommen' möchtest.

„IM AUGE DES HURRICANES“

Worte und Menschen, die mich getragen haben und immer noch tragen.

NACHDEM ICH NUN, den ersten Schock über die Diagnose halbwegs überwunden, aus der Reha nach Hause kam, musste ich mich jetzt im Alltag bewähren. Die Ärzte und Therapeuten hatten mir zwar erzählt, wie ich mich in bestimmten Situationen verhalten sollte, aber auch sie konnten mir die Dinge nicht abnehmen, die nun auf mich zukamen. Ich war voller Unsicherheit, voller Ängste. Ich träumte eine ganze Weile lang diesen einen Traum:

ICH SASS IN einem dunklen Raum. Keine Möblierung. Nur eine Tür. Ich saß auf dem Boden, neben mir meine Polly, die mir Wärme und Schutz gab. Es war keine weitere Person in dem Raum, aber etwas flößte mir unfassbar viel Angst ein. Ich hatte Panik. Meine Angst konnte ich greifen und mein Herz schlug in Dauerschleife bis zum Hals. Aber ich konnte nicht aufstehen und diesem Raum entkommen! Ich wollte schreien, um Hilfe rufen; aber ich brachte keinen Ton hervor. Polly gebärdete sich wie wild, knurrte, bellte und ihr Fell stand von Hals und Rücken ab. Sie bellte einen Igel an, der mit langen Stacheln auf meiner Brust saß. Er lachte und lachte und stieß mir einen Stachel nach dem anderen in die Brust. Ich wunderte mich nur, dass kein Blut floss, aber egal, was ich versuchte, ich konnte ihm und meiner Angst nicht entkommen.

ICH BIN KEIN Traumdeuter. Aber ich weiß, dass der Hund in der spirituellen Welt für den Freund steht. Und das war Polly ja auch für mich: meine treue und beste Freundin, die mich niemals im Stich lassen würde. Über den Rest des Traums kann ich nur spekulieren und ich denke, ich kann es in einem Satz zusammenfassen: Ich sollte lernen, mich meinen Ängsten zu stellen. Die MS war da, würde nicht gehen und hatte das Unbekannte im Gepäck.
Das war das eine. Das andere war, dass ich mich fühlte, wie im Auge eines Hurricanes. Ich stand da alleine und ruhig, aber um mich herum tobte der Sturm. Würde ich ein normales Leben führen können? Würde ich Hilfe brauchen? Ich erkannte mich selbst nicht mehr wieder. Irgendwann spuckte mich diese Superzelle, beladen mit all meinen Ängsten und Sorgen, aus und schickte mich auf den harten Boden der Realität – in den Alltag; ins echte Leben. Der Hurricane hatte eine Schneise der Verwüstung durch mein Leben, meine Ziele, Träume und Wünsche gezogen.
Aber ich hatte keine Wahl. Ich konnte nicht einfach liegen bleiben. Ich stand auf und trat, untrainiert, den Marathon meines Lebens an. Ich laufe ihn immer noch. Es gibt Zeiten, in denen es gut läuft. Es gibt Zeiten, in denen ich stolpere, den Weg nicht mehr weiß, Steigungen vor mir liegen.

HIER IST MEINE **persönliche Playlist**, die mich in meinem Lauf begleitet. Die Texte dazu findest du alle im Internet; aber eigentlich sind die Titel allein schon das Programm.

- The Race (Yellow)
- Don´t stop me now (Queen)
- Muss da durch (Udo Lindenberg)
- Wind of change (Scorpions)
- Every breath you take (The Police)
- Earthquake (Michael Patrick Kelly)
- Steh auf, wenn du am Boden bist (Die Toten Hosen)
- Never giving up (Rea Garvey)
- I will survive (Gloria Gaynor)
- I´m still standing (Elton John)
- Heroes (David Bowie)

„THE RACE", „DON´T STOP ME NOW", „MUSS DA DURCH"

Ich rannte los. Ich dachte, ich könne weitermachen, wie bisher. Volle Kanne geben in meinem Job. Mehr geben, als die anderen, um zu beweisen, dass ich noch wer bin. Dass ich die leistungsorientierte, zuverlässige und effektive Mitarbeiterin und Kollegin bin, wie vor der Diagnose. Ich wollte beweisen, dass ich „noch was kann". Und so hetzte ich durch meinen Job. Ich spürte allerdings schnell, dass das so nicht funktionieren würde. Ich war schnell erschöpft, konnte mich nicht mehr dauerhaft konzentrieren und die Erholungsphasen nach dem Dienst dauerten immer länger.

RUND 14 TAGE nach Beginn meiner beruflichen Wiedereingliederung hatte ich Schub Nummer zwei. Glücklicherweise nicht so heftig wie der Erste, aber die Prozedur ging von vorne los. Fünf Tage Kortison-Stoßtherapie im Krankenhaus, anschließend erschöpft und aufgeputscht zugleich von dem vielen Kortison. Die seit dem ersten Schub bestehende Lähmung meiner rechten Körperhälfte hatte sich verschlechtert, was sich auf meine Mobilität und Feinmotorik niederschlug.

ABER ICH LERNTE nicht. Ich rannte weiter. Übersah die Warnzeichen meines Körpers. Ich ignorierte mich und die Ratschläge, die mir die Ärzte und Therapeuten gaben. Ich wusste, dass es irgendwann rappeln würde, verließ mich aber auf den Satz: „Alles kann – nichts muss" und entschied mich für die zweite Hälfte des Satzes.

ICH PUTZTE DAS Haus, wusch und bügelte unsere Wäsche, kümmerte mich um unseren Vorgarten, mähte den Rasen. Ich kam nicht auf die Idee, jeden Tag ein bisschen zu machen, denn nach meiner Arbeit, die ich zu diesem Zeitpunkt immer noch Vollzeit ausübte, war ich erledigt. Die Tiere wollten auch noch versorgt werden. Neben unseren Hunden Polly, Odin und Romeo bevölkerten auch noch einige Katzen und ab Ende 2010 auch noch Kaltblutpferde der Rasse Pfalz-Ardenner unser Leben. Das tat auch gut. Meiner Seele; sie war abgelenkt von all den trüben Gedanken, die ich in mir trug. Trotzdem fraß mich die Arbeit auf. Es fiel mir zunehmend schwer, Treppen zu laufen. Ich stürzte immer wieder, tat mir weh und Aufstehen war ein regelrechter Kraftakt.

ICH VERSUCHTE, ARBEIT, den üblichen Alltag zuhause und meine ganzen Therapien unter einen Hut zu bringen. Zehn Monate nach Schub zwei kam Schub Nummer drei. Ich bekam im Krankenhaus wieder die bekannte Kortison-Stoßtherapie; wurde erneut in eine Anschlussheilbehandlung geschickt, die ich aber dieses Mal in einer zertifizierten Klinik in Hilchenbach, empfohlen von meiner DMSG Rheinland-Pfalz, mit Schwerpunkt MS ableistete. Hier fühlte ich mich das erste Mal wirklich verstanden. Therapeuten, Ärzte, die Pflegekräfte; insbesondere Schwester Helga und Schwester Natalie auf der Station D3, und die lieben Menschen im Speisesaal kümmerten sich um mich.

ES GAB EINE wöchentliche Gesprächsrunde für MSler, in der ich merkte, wie wichtig der Austausch ist. Diese Gesprächsrunde gab mir den Impuls, mich nach der Anschlussheilbehandlung einer Selbsthilfegruppe anzuschließen, was ich auch für die nächsten sechs Jahre tat. In der Einheit Neuropsychologie musste ich mich mit mir selbst beschäftigen; mich hinterfragen. Es führte mich schnell an meine Grenzen, aber ich fing an, umzudenken. Noch nicht so, wie es sich die Psychologin für mich gewünscht hatte, aber es war ein kleiner Schritt auf einem langen Weg in die richtige Richtung. In der realistischen Arbeitstherapie lernte ich, dass es nicht hilft, ranzuklotzen ohne Ende, um das Arbeitspensum zu schaffen, sondern dass es wichtig ist, kleine Pausen einzulegen. Nach dem Motto: „Gehe langsam, wenn du es eilig hast“ oder „In der Ruhe liegt die Kraft“. Therapeuten und Ärzte legten mir nahe, meine Arbeitszeit zu reduzieren.

ALLES IN ALLEM wurde ich nach vier Wochen Anschlussheilbehandlung in mein häusliches Umfeld entlassen. Horst holte mich ab und brachte mich in ein Haus zurück, in dem erneut das Chaos herrschte. Ich weiß noch, dass ich mich nach knapp zwei Stunden Hausarbeit das erste Mal hinsetzte, um mir einen Kaffee zu gönnen.

EINE STUNDE SPÄTER rief ich in der Firma an, sprach mit dem Betriebsratsvorsitzenden und der Kollegin von der Schwerbehindertenvertretung, dass ich meine Wochenarbeitszeit von 35 Stunden auf 30 Stunden verringern möchte. Die beiden brachten alles auf den Weg. Ich solle erst mal wieder auf die Füße kommen und sobald ich meinen Dienst wieder antreten würde, würden wir uns für ein weiteres (Beratungs-)Gespräch zusammensetzen. Mir wurde gesagt, dass es einiges an Hilfen geben würde, die ich durchaus in Anspruch nehmen könne und solle.

„WIND OF CHANGE“

Every breath you take
And every move you make
I'll be watching you.

“

SO LANGSAM KAPIERTE ich, dass es so nicht wirklich weitergeht. Ich versuchte kürzer zu treten; machte mehr Pausen und legte einen Mittagsschlaf ein, wenn ich von der Arbeit kam. Denn ich war erschöpft. Mein Körper holte sich, was er brauchte: Ruhe. Und so wurden aus der ursprünglich geplanten Stunde Erholung zwei oder gar drei. Ich versuchte, mein Leben zu ändern. Weniger Stress, weniger Druck. Ich versuchte, meine Grenzen kennenzulernen, die ich bis zu diesem Moment grundsätzlich überschritten hatte. Ich versuchte, mich zu beobachten. Wie mein Körper oder auch meine Psyche auf Veränderung reagierten. Was waren die möglichen Auslöser für einen Schub? Konnte ich das überhaupt beeinflussen? Mit der ersten Reduktion von fünf Arbeitsstunden pro Woche hatte ich schon mal das Gefühl, etwas aufatmen zu können. Trotzdem blieb der berufliche Druck. Ich war der Meinung, dass ich die Arbeit, für die ich vorher fünf Stunden mehr Zeit hatte, in der reduzierten Wochenarbeitszeit schaffen müsste. Ich schaffte es nicht, den Schalter in meinem Kopf umzulegen und meine Kolleginnen und Kollegen um Unterstützung zu bitten, die sie mir regelmäßig anboten. Weil ich das als Schwäche auffasste. Und so lief ich sehenden Auges 10 Monate später in Schub Nummer vier. Da ich stur war, folgte 14 Monate danach der fünfte Schub. Kurz vor Schub Nummer fünf hatte ich nochmals fünf Stunden Wochenarbeitszeit reduziert und hatte nun eine 25-Stunden-Woche. Mit Hilfe des Betriebsrates, der Schwerbehindertenvertretung und dem berufsbegleitenden Dienst, der sich ebenfalls für mich einsetzte, hatte ich erreicht, dass ich einen Tag von zuhause aus arbeiten konnte. Oder aber auch an Tagen, an denen ich Gleichgewichtsprobleme/Schwindelgefühle hatte bzw. mein Sehfeld sich einschränkte, was es unmöglich machte, gefahrlos Auto zu fahren.

IN DER ANSCHLUSSHEILBEHANDLUNG nach Schub Nummer fünf legten die Neuropsychologin, der Therapeut aus der Arbeitstherapie sowie die Ärzte mir Nahe, meine Arbeit ganz niederzulegen und die Erwerbsminderungsrente zu beantragen. Wenigstens die Teilerwerbsminderungsrente. Da war es das Wort, das mir so unfassbar viel Angst machte: Rente. Aber nachdem ich nun wusste, wie mein Körper auf Stress und Druck reagierte, stimmte ich zu und der Sozialdienst der Klinik stellte mit mir zusammen den Antrag. Ich reduzierte meine Arbeitszeit um weitere fünf Wochenstunden und war nun bei 20 Stunden pro Woche angelangt. Drei Tage davon fuhr ich in die Firma, der vierte Tag war mein Homeoffice-Tag. Das funktionierte gut.

NACH EINER WEILE musste ich dann bei einem Gutachter der Deutschen Rentenversicherung vorstellig werden. Nachdem er die Arztberichte gelesen, mich selbst, im Rahmen seiner Möglichkeiten, untersucht und meine Geschichte angehört hatte, legte er mir nahe, die volle Erwerbsminderungsrente anzunehmen. Ich war geschockt und lehnte vorerst ab. Dafür war ich noch nicht bereit. Der Empfehlung des Gutachters auf volle Erwerbsminderung wurde seitens der Rentenversicherung stattgegeben, aber ich hielt mich nicht daran. Ich arbeitete weiter, im Rahmen meiner 20-Stunden-Woche. Ich wusste auch, dass ich dafür die Quittung bekommen würde. Früher oder später.

DIE QUITTUNG KAM sieben Monate später mit einem weiteren, schweren Schub, der sich mit einer weiteren Verschlechterung auf meine Gehfähigkeit, Konzentration, Gleichgewicht, Grob- und Feinmotorik meiner Hände, Sensibilitätsstörungen in Händen, Beinen und Füßen sowie meine Psyche niederschlug. Die Ärzte stellten mich auf die Eskalationstherapie um. Ich bekam nun alle vier Wochen eine Infusion mit Natalizumab, einem Immunsuppressivum.

ICH FING AN, auf die Füße zu kommen. Okay, das, was bis dato kaputt war an Nervenbahnen, blieb kaputt. Meine Symptome waren mehr oder weniger präsent – je nach Tagesform. Aber ich hatte Ruhe vor weiteren Schüben. Und ich wurde unvorsichtig. Ich fühlte mich gut, da ich nicht mehr mit den Nebenwirkungen des Spritzens unter der Basistherapie zu kämpfen hatte. Dass das Natalizumab im Ganzen deutlich gefährlicher war, blendete ich aus. (Immunsuppressiva, wie zum Beispiel der monoklonale Antikörper Natalizumab, kommen beim schubförmigen Verlauf der MS zum Einsatz, wenn die Basistherapie unter Interferon beta-1a versagt.)

ALLERDINGS GEHT NATALIZUMAB mit einer zwar seltenen, aber bisweilen tödlich verlaufenden Nebenwirkung einher: PML - progressive multifokale Leukenzephalopathie -, die durch das JC-Virus - John Cunningham Virus - hervorgerufen wird). Ehrlich gesagt war mir das egal, denn ich bekam Lebensqualität. Aber ich verfiel in alte Muster. Ich nahm wieder weniger Rücksicht auf meinen Körper und vernachlässigte das, was so wichtig war: Pausen, Entspannung, die Achtsamkeit mir selbst gegenüber.

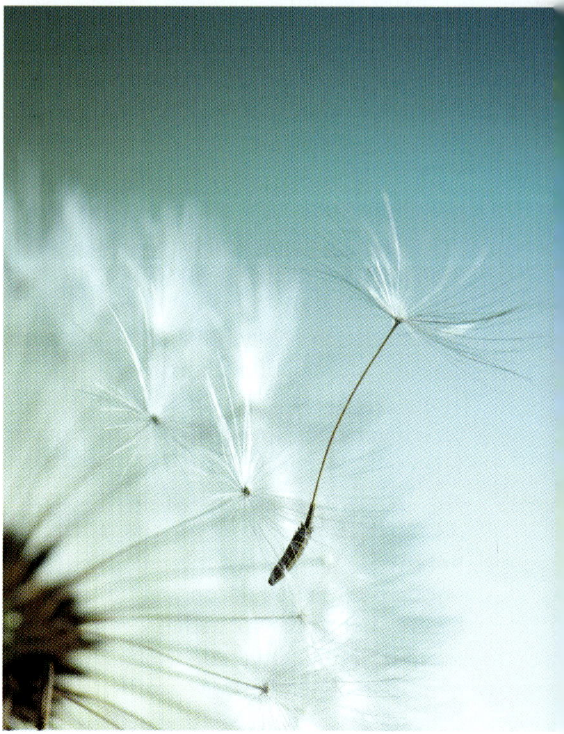

„EARTHQUAKE"

NACH DREI JAHREN und zwei Monaten war die Unverwundbarkeit in einer Sekunde vorbei. Es war ein Samstag. 5. Juli 2016. Ich stand morgens in der Dusche; den Kopf voll mit den Dingen, die ich an diesem Samstag zu erledigen hatte und wollte gerade nach dem Duschhandtuch greifen, als ich meine rechte Körperhälfte nicht mehr spürte. Mein rechtes Bein bewegte sich unkontrolliert; mein ganzer Körper verkrampfte. Ich konnte mich nicht mehr halten und stürzte zu Boden. Es war ein Gefühl, als hätte mir ein Erdbeben die Beine unter dem Körper weggezogen. Ich lag, nass und ohne Handtuch, auf den Badezimmerfliesen. Komplett bewegungsunfähig konnte ich noch nicht

Adobe Stock / Li Ding

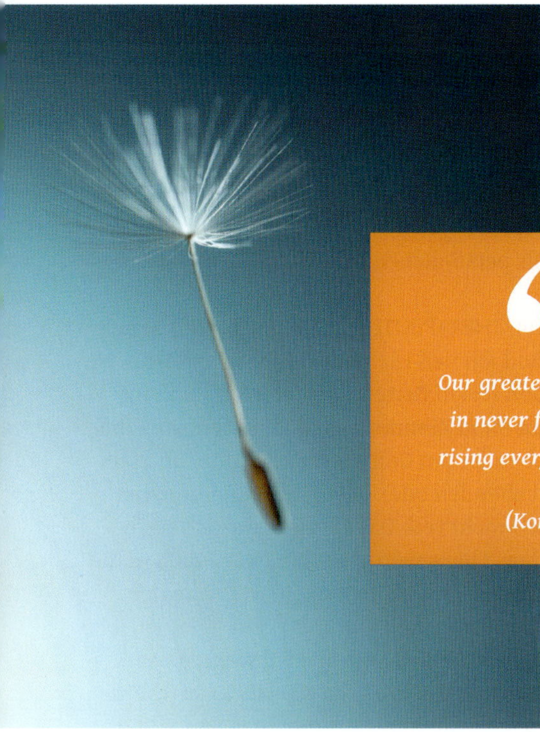

> *Our greatest glory is not in never failing, but in rising every time we fall.*
>
> *(Konfuzius)*

mal mehr sprechen, geschweige denn rufen. Horst war arbeiten und ich war völlig alleine. Die Höfe der Nachbarn gingen in die entgegengesetzte Richtung. Keiner hätte mein Rufen gehört. Mein Handy lag im Erdgeschoss im Esszimmer an der Ladestation. Also auch keine Option.

ICH LAG ALSO knapp 20 Minuten bewegungsunfähig im Bad, als ich merkte, dass mein Körper aufhörte zu krampfen. Aber an Aufstehen oder Laufen war nicht zu denken. Ich hatte keine Chance. Immerhin spürte ich mich wieder halbwegs. Ich rollte mich auf den Bauch und kam in den Vierfüßler-Stand auf Händen und Knien. Ich schaffte es, mir den Duschvorleger unter die Knie zu schieben und robbte so die rund zehn Meter von Bad ins Büro, um dort mit dem Festnetztelefon Horst auf seiner Arbeitsstelle anzurufen. Dann robbte ich ins Schlafzimmer und zog mich aufs Bett hoch. Es würde rund 30 Minuten dauern, bis Horst zuhause wäre. Ich wusste, auf was das alles hinauslaufen würde. Krankenhaus, Anschlussheilbehandlung; das ganze Programm.

ICH MERKTE, DASS das Gefühl in meinen Körper und vor allem die Beine zurückkam. Ich wackelte zum Kleiderschrank, um mir endlich zumindest mal Unterwäsche anzuziehen. Und dann ins Bad, um schon mal einige Dinge zusammenzupacken, die ich im Krankenhaus benötigen würde. Keine gute Idee, denn mein Körper krampfte noch stärker als zuvor und ich ging erneut zu Boden. Da lag ich dann, bis Horst eintraf. Er war zum Glück nicht so panisch wie ich und rief eine gute Freundin aus der Nachbarschaft an, die beruflich in der Alten- und Krankenpflege arbeitete. Sie kam hinzu und sorgte erst mal dafür, dass sich meine Panik legte. Sie wies Horst an, den Krankentransportwagen zu rufen; setzte mich auf, kleidete mich an, ließ sich von mir sagen, was ich alles für den Krankenhausaufenthalt benötigen würde, und packte meine Tasche. Ich hatte immer noch kein Gefühl in den Beinen und so mussten mich die beiden Sanitäter huckepack die Treppe ins Erdgeschoss tragen, wo das Schreckgespenst stand: der Rollstuhl. Ich war am Boden zerstört; Tränen liefen mir übers Gesicht. Ich hatte Angst, dass es das jetzt war mit dem selbstbestimmten Leben. Ich hatte keine Ahnung, ob ich für den Rest meines Lebens im Rollstuhl sitzen würde.

ICH WURDE ALSO ERNEUT in die neurologische Klinik gebracht, bei der ich nun „Stammgast" war. Die Kortison-Stoßtherapie wurde umgehend eingeleitet. Ich bekam fünf Tage lang 1000 mg Kortison und, da mein Zustand sich nicht zufriedenstellend besserte, nochmal drei Tage 2000 mg. Ich fühlte mich wieder wie der durchgeknallte Hamster, der den Ausweg aus seinem Rad nicht findet. Unfassbar müde und erschöpft, aber gleichzeitig aufgedreht durch diese Menge Kortison. Aber immerhin konnte ich wieder mithilfe eines Rollators selbst laufen. Na ja, laufen wäre zu viel gesagt. Schlurfen traf es eher.

DIESER SCHUB HIELT mich zwei Wochen im Krankenhaus fest. Ich wurde entlassen und meine erneute Anschlussheilbehandlung würde 10 Tage später beginnen. Vom Krankenhaus ging es als Erstes zum Sanitätshaus, denn ich konnte ohne Rollator nicht laufen; ich brauchte diese Unterstützung und so war ich gezwungen, so ein verhasstes Ding zu kaufen. Ich hasste diesen Rollator aus tiefstem Herzen. Ich hasste ihn wie die Pest. Heute weiß ich, dass er ein Stück Selbstbestimmung im Bereich Mobilität bedeutet. Und er hat einen Namen: Ich taufte ihn Jupp.

„STEH AUF, WENN DU AM BODEN BIST", „NEVER GIVING UP", „I WILL SURVIVE"

ICH TRAT ALSO ERNEUT meine Anschlussheilbehandlung an. Wieder in der gleichen Reha-Klinik, wie auch die anderen Male zuvor. Ich wollte nicht wechseln, weil man mich und meine Krankheitsgeschichte dort kannte. Die Therapeuten waren entsetzt, als sie mich sahen, denn mit diesem Zustand hätte niemand gerechnet. Ich war nicht nur auf den Rollator angewiesen, auch meine rechte Hand war so gut wie nicht zu gebrauchen. Ich konnte sie noch nicht mal zu einer Faust ballen. Kraft war faktisch nicht mehr vorhanden. Genauso meine Psyche. Ich empfand diesen Schub als persönlichen Angriff.

DIE THERAPEUTEN BEGANNEN ihre Arbeit und ich ließ niemanden an mich heran. In den freien Zeiten verkroch ich mich in meinem Zimmer. An Aktivitäten wie Filmabenden im Gemeinschaftsraum, an Spieleabenden oder Gesprächsrunden nahm ich nicht teil. Das Einzige, was ich nach dem Therapietag machte, war, mich in die Freizeitgruppe zu setzen und zu malen. An Gesprächen war mir nicht gelegen, ich hörte nur den anderen zu, wenn diese sich unterhielten. Es war die Kunsttherapeutin, die mich aus meinem Tunnel holte. Über den Phönix, den ich aus irgendeinem mir unbekannten Grund gemalt hatte, bekam sie mich zurück ins Leben, wenn man das so sagen kann. Die Gespräche mit ihr taten mir gut. Ich merkte, dass ich zu mir fand und begann endgültig umzudenken, wie ich mein weiteres Leben gestalten möchte. Ich bin ihr heute noch dankbar.

DIE TERMINE BEI der Neuropsychologin ließen mich handeln und mein Kampfgeist war wieder geweckt. Ich beschloss, aufzustehen und als Erstes dafür zu sorgen, dass ich den Rollator wieder loswerde. Das ist mir mit Hilfe der Physiotherapeuten in den letzten vier Wochen der siebenwöchigen AHB gelungen. Aufgeben war plötzlich keine Option mehr. Ich verließ die Klinik selbständig und frei gehend. Kein Rollator, kein Stock.

AUSSERDEM HATTE ICH mich entschlossen, nun doch die volle und bereits genehmigte Erwerbsminderungsrente anzunehmen und meinen Dienst zu quittieren. Finanziell würde es nicht einfach werden, aber ich wusste, dass ich auch das schaffen würde. Betriebsrat und Schwerbehindertenvertretung des Zeitungsverlages, für den ich arbeitete, unterstützten mich erneut und halfen mir, den für mich besten Weg zu finden. Zwei Wochen nach der Entlassung aus der AHB unterschrieb ich meinen Aufhebungsvertrag; ziemlich genau nach 25 Jahren Betriebszugehörigkeit. Weitere vier Wochen später, ab dem 1.12.2016, war ich also Rentnerin. Mit 49 Jahren.

EINEN MONAT SPÄTER, am 1.1.2017, trennte ich mich von Horst. Er hatte mir in der Silvesternacht mitgeteilt, dass er mit einer anderen Frau zusammenleben möchte. Mich hielt nichts mehr. Ich entschied in Minuten, dass ich wieder zurück in meine Heimat, an den Niederrhein, will. Hier lebt der Rest meiner Familie. Ich wollte zurück nach Hause, nach über 27 Jahren. Ich rief meine Cousine an, die in kürzester Zeit eine schöne, behindertengerechte Wohnung für mich fand. Und meine Polly durfte auch mit mir kommen.

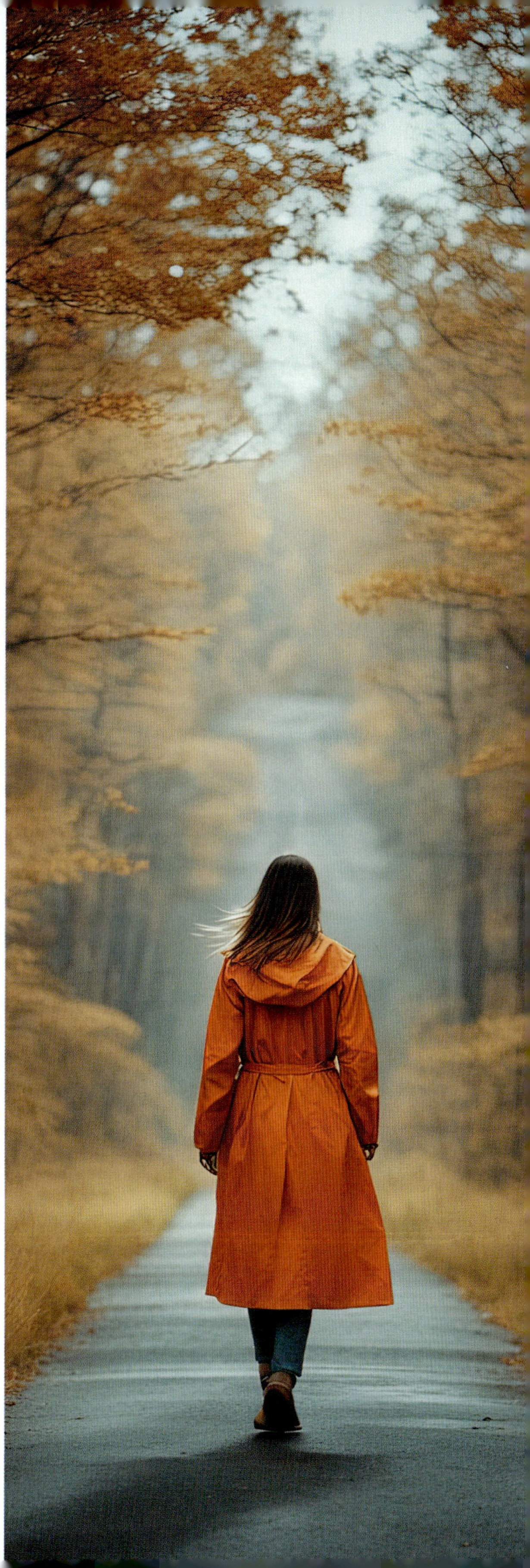

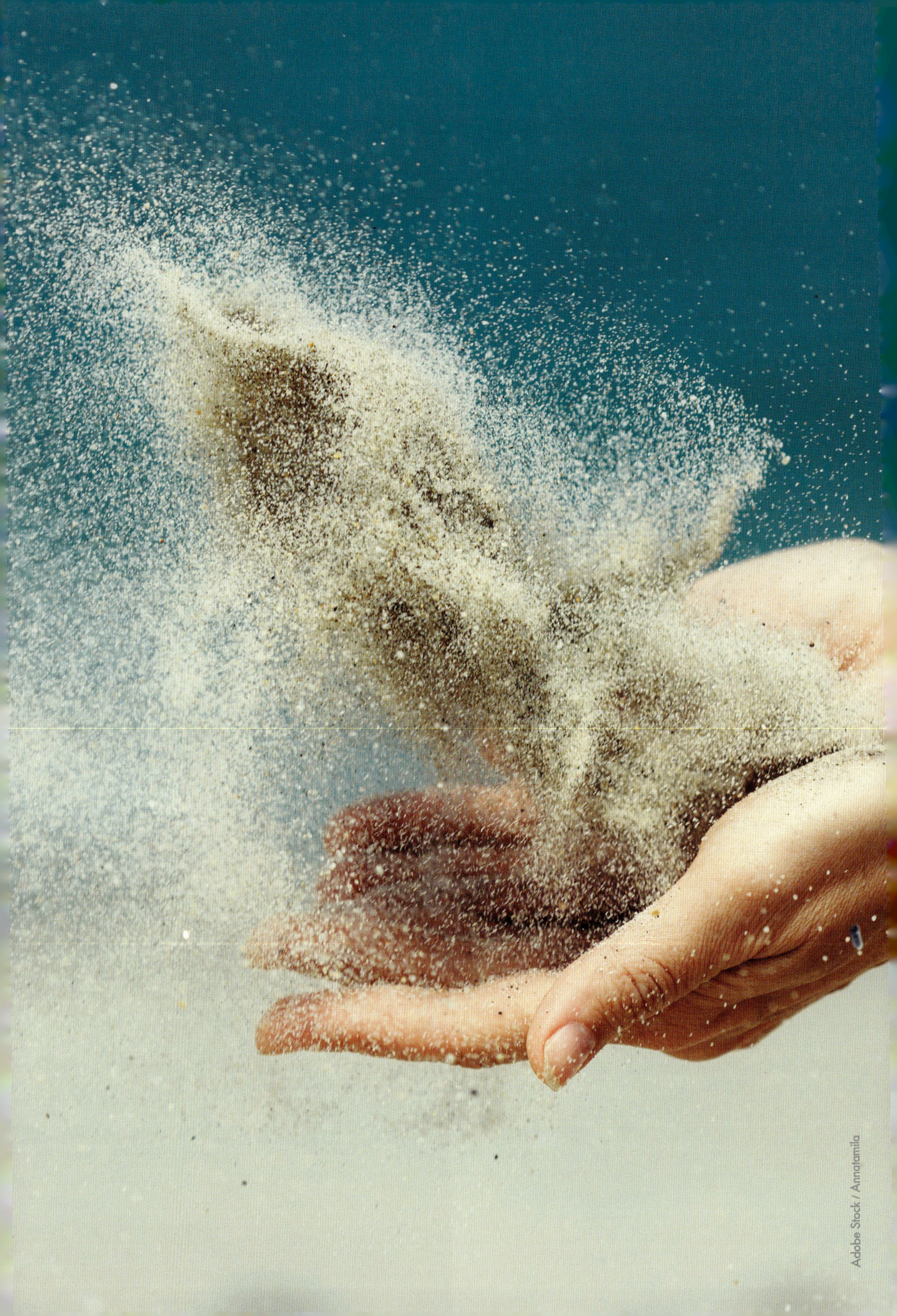

Adobe Stock / Annatamila

MACH'S DIR LEICHTER

Tipps für Zuhause, Alltag & Freizeit

Warum Hilfsmittel nicht gleich mit 'Alt' in Verbindung gebracht werden sondern als das gesehen werden sollten, was sie sind: Dinge, die dir den Alltag erleichtern.

Damit du nicht in die gleiche Falle tappst wie ich und ohne Sinn und Verstand losrennst, versuche ich dir hier ein paar Tipps zu geben. Aber vorneweg: Du musst deine Gewohnheiten nicht völlig umkrempeln. Ich nenne es eher „Anpassungen des Alltags". Wenn man weiß, wie man das ein oder andere Symptom lindern kann, ist das oft schon hilfreich.

WENN DU KRAFTLOS geworden bist oder mit Symptomen wie Störungen des Gleichgewichtes, Kraftminderung in Händen und/oder Beinen oder auch mit Sehstörungen zu kämpfen hast und es geht um den Einkauf: Gehe mit anderen Personen einkaufen. Zusammen mit der besten Freundin zum Beispiel kann sogar ein toller Nachmittag daraus werden, wenn ihr nach dem Einkauf noch eine gemütliche Kaffeepause mit einbaut.

IMMER ÖFTER WERDEN Lieferdienste angeboten wie zum Beispiel der von Picnic oder auch REWE, Flink und andere. Das heißt, dass du ganz entspannt mittels einer App oder per Internet einkaufen und dir deinen Einkauf mehr oder weniger zum Wunschtermin liefern lassen kannst. Das nimmt dir den Druck, wenn mal niemand da ist, der mit dir zusammen einkaufen gehen kann.

BEREITE DEIN ESSEN im Sitzen zu. Es gibt mittlerweile praktische Stühle hierfür. Lass dich persönlich beim Sanitätshaus deines Vertrauens beraten. Oder durchforste das Internet nach entsprechenden Angeboten.

NUTZE HILFREICHE KÜCHENGERÄTE wie zum Beispiel elektrische Hacker für Zwiebeln o.ä., wenn die Feinmotorik in deinen Händen nicht mehr die Beste ist und du es vermeiden möchtest, dass dein Schneidebrett aussieht, als hätte dir die Mafia einen Finger abgeschnitten.

STOPF NICHT ZU viele Punkte in die To-do-Liste, die du dir für den Tag geschrieben hast. Hast du bisher noch nie eine geschrieben, fange jetzt damit an. Es ist wichtig, dass deine Tage spätestens jetzt eine feste Struktur bekommen.

DER HAUSPUTZ MUSS nicht an einem einzigen Tag erledigt werden. Jeden Tag ein bisschen gibt auch irgendwann das Ganze.

WENN DU UNSICHER im Stand bist: Schaffe dir einen Duschhocker/fest installierten Duschsitz zum Herunterklappen an und/oder einen Griff, den du in der Dusche installieren kannst, um Halt und Sicherheit im Bedarfsfall zu haben. Du solltest hier mit deinem behandelnden Neurologen sprechen, denn der kann dir diese beiden Hilfsmittel verordnen. Bitte denke daran, dass du bei festen Installationen vorher deinen Vermieter um Erlaubnis bitten musst!

PRAXIS-TIPP: WARUM DU NICHT ALLES AUF EINMAL SANIEREN SOLLTEST

WENN DU DEIN Badezimmer behindertengerecht umbauen lassen möchtest, lass dich professionell beraten und einen Kostenvoranschlag erstellen, den du bei deiner Krankenkasse einreichst, zusammen mit der Bitte um Kostenübernahme bzw. um die Gewährung des entsprechenden Zuschusses. Denn du erhältst hier Zuschüsse, die du nicht zurückzahlen musst! Noch ein Tipp: Wenn du alles auf einmal umbauen lassen möchtest, bekommst du nur einmal den entsprechenden Zuschuss. Wenn du den Umbau „auf Raten" gestaltest, weil vielleicht erst mal nur die Dusche behindertengerecht werden soll, bekommst du für diese Maßnahme den Zuschuss. Und für die nächste Maßnahme (z.B. Badewanne mit Einstiegstür) bekommst du diesen Zuschuss erneut. Aber wichtig: immer VOR Beauftragung mittels Kostenvoranschlags und Begründung, warum diese Maßnahme erforderlich ist, den Antrag bei der Krankenkasse stellen. Wenn du erst umbaust und dann mit der Krankenkasse abrechnen möchtest, bekommst du im Regelfall gar nichts.

IST DIE FEINMOTORIK deiner führenden Hand beeinträchtigt, kann auch schon Zähneputzen zur Herausforderung werden. Nutze eine elektrische Zahnbürste.

DU MÖCHTEST AUSGEHEN? Ein Date? Dich mit Freunden treffen? Lass dich auf keinen Fall davon abhalten, Spaß zu haben! Denke nur ein bisschen im Voraus. Wo sind Toiletten? Im Restaurant empfiehlt es sich unter Umständen, einen Tisch in der Nähe zu wählen. Bei Konzerten in Konzerthallen sind die Toiletten meistens in Ausgangsnähe vorhanden. Also mitten im Pulk zu stehen wäre nicht clever. Besser: ganz hinten stehen oder, wenn Stehen keine Option ist: Sitzplatz am Rand einer Reihe und in der Nähe des Ausgangs wählen. Wie weit ist die entsprechende Location vom Parkplatz entfernt? Kann dich jemand direkt vor der Location absetzen, dann parken und dich dann einsammeln? Ich persönlich besuche leidenschaftlich gerne Konzerte. Ich weiß zwar genau, dass mich dieser Konzerttag mit Hinfahrt, Konzert selbst und Rückfahrt zwei Tage lang verfolgen wird, weil ich einfach erschöpft bin. Aber das ist mir in dem Fall egal. Diese Freude lasse ich mir nicht verderben. Es ist wie mit Schokolade: Man weiß genau, dass sie auf die Hüften schlägt, aber man genießt sie trotzdem.

DU MACHST GERNE Sport? Passe dein Trainingsprogramm an und alles ist gut. Bedenke, dass kein Tag wie der andere ist. An manchen Tagen wirst du dein dir gesetztes Ziel erreichen, an anderen eben nicht. Das ist kein Drama. Marathon klappt heute nicht? Dann mach einen gemütlichen Spaziergang. Du solltest dich nur nie komplett auspowern. Du läufst sonst Gefahr, dass der Rest des Tages körperlich nicht mehr zu bewältigen ist für dich!

GRUNDSÄTZLICH SOLLTEST DU wissen, dass Sport gut bei MS ist. Das kann deine Mobilität erhalten, erhöhen oder auch helfen, Symptome wie zum Beispiel die Fatigue zu mildern. Ganz wichtig: Du musst deinen Körper kennenlernen und auch auf ihn hören. Ignorieren mag er nämlich ganz und gar nicht mehr.

TIPPS FÜR DEIN HÄUSLICHES UMFELD

BESEITIGE STOLPERFALLEN WIE Teppiche. Möchtest du auf Teppiche nicht verzichten, unterlege diese mit dafür vorgesehenen Rutschmatten. Halte die Laufwege frei. Achte darauf, dass Möbel leicht zu bewegen und sauber zu halten sind. Nutze bei wenigen Treppen Rampen, befestige Handläufe im Treppenhaus. Nutze Gehhilfen. Deine Sicherheit hat oberste Priorität! Du erhältst in diesen Dingen professionelle Beratung über deinen Ergotherapeuten. Auch hier gilt: In manchen Fällen gibt es Zuschüsse.

TIPPS FÜR DEINEN ARBEITSALLTAG

VIELEN IST ES unangenehm, die Krankheit offenzulegen. Aber wenn die Art einer Beeinträchtigung sicherheitsrelevant für deine Tätigkeit ist, dann musst du deinen Arbeitgeber darüber aufklären. Ein Beispiel? Du leidest unter Schwindel oder hast Gleichgewichtsprobleme und du arbeitest als Dachdecker.

ICH PERSÖNLICH RATE immer zur Offenheit. Warum sollte dir zum Beispiel dein Arbeitgeber die Arbeit im Homeoffice gestatten, wenn du doch gestern noch gesund warst und keine Veranlassung dazu bestand? Ganz anders sieht es aus, wenn du ihm erklärst, inwiefern die MS deinen Arbeitsalltag beeinträchtigt. In einer gesunden Firma gibt es immer Möglichkeiten, die genutzt werden können.

PRAXIS-TIPP: WER DIR JETZT HILFT

WENN DU DIESES Gespräch nicht alleine mit deinem Arbeitgeber führen möchtest, wende dich vertrauensvoll an die Schwerbehindertenvertretung oder deinen Betriebsrat. Wenn es diese Möglichkeit nicht gibt: Wende dich an den Berufsbegleitenden Dienst (BBD) für deine Region. Der Berufsbegleitende Dienst ist kostenfrei und vertraulich für dich. Du bekommst Beratung bei Problemsituationen im Alltagsleben, Hilfe bei Konflikten und Unterstützung im Umgang mit Ämtern und Behörden. Die Mitarbeiter dort führen auch klärende Gespräche mit Vorgesetzten, Personalvertretungen, Vertrauensleuten – auch mit dir zusammen vor Ort bei deinem Arbeitgeber. Der BBD unterstützt dich auch beim beruflichen Wiedereinstieg in Form von stufenweiser Wiedereingliederung; er analysiert deine Arbeitsanforderungen, erstellt Anforderungs- und Leistungsprofile und hilft dir bei neuen beruflichen Perspektiven, wie zum Beispiel bei unabwendbarer Kündigung oder bei persönlichen Änderungswünschen.

ACHTUNG! MAN KANN dir nicht kündigen, nur weil du auf einmal krank bist. Aber aus eigener Erfahrung weiß ich, dass man dir das Leben schwer machen und sich das dann auf deine MS niederschlagen kann. Denn du bist zu einem unkalkulierbaren Risikofaktor für deinen Arbeitgeber geworden. Es kann sein, dass du keine großen Beeinträchtigungen hast und weiter arbeiten kannst wie bisher. Dann ist alles

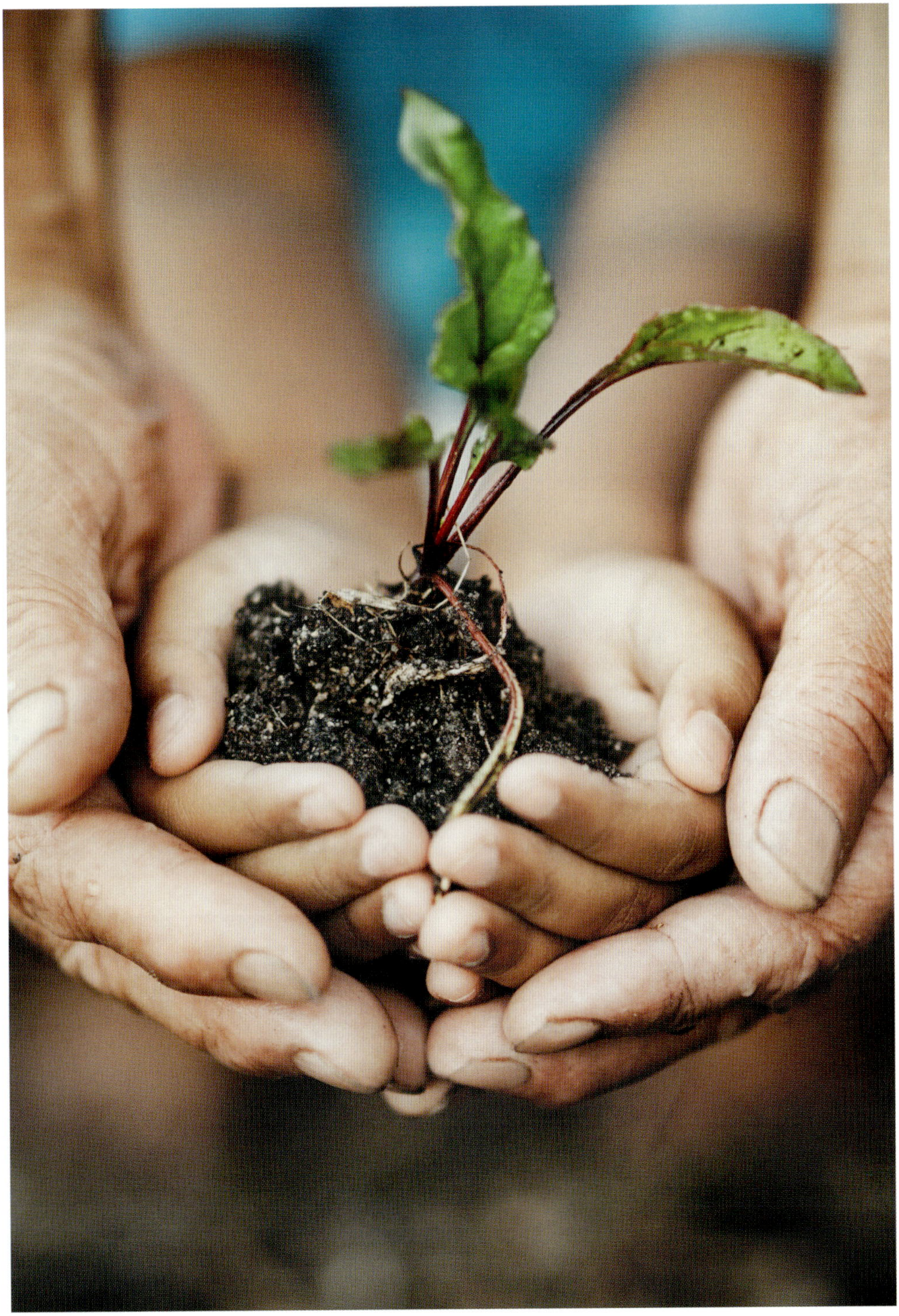

prima. Aber wenn neue Schübe kommen, damit verbundene, möglicherweise wochenlange Ausfälle, wird es schwierig. Besonders in kleinen Betrieben, in denen dein Arbeitspensum nicht durch andere Mitarbeiter aufgefangen werden kann.
Das ist ein sehr komplexes Thema, und auch durchaus existenziell. Du solltest dich also unbedingt schon beim Sozialdienst in deiner Reha mit diesem Thema vertraut machen. Dort gibt man dir auch Adressen von BBDs in deiner Region und weitere Tipps sowie Ansprechpartner.

EIN TOLLER ANSPRECHPARTNER ist übrigens die Deutsche Rentenversicherung (DRV), wenn es um die Ausgestaltung deines neuen Arbeitsplatzes geht. Das betrifft zum Beispiel:

DIE ANSCHAFFUNG EINES Diktierprogramms, einer Computertastatur mit größeren Tasten, eines Trackballs statt einer Computermaus, wenn die Feinmotorik deiner Hände/Finger beeinträchtigt ist, und du nicht mehr Mengen von Korrespondenz verfassen kannst, einen größeren Bildschirm für besseres Sehen, einen Bürostuhl mit stabiler Rückenlehne und Armstützen für einen sicheren Sitz, einen höhenverstellbaren Schreibtisch, um auch im Stehen arbeiten zu können, wenn du zum Beispiel am Restless Legs Syndrom leidest, wie ich, und Sitzen manchmal zur Qual wird.

DIE RICHTIGE, VARIABLE Ausleuchtung deines Arbeitsplatzes, wenn du zum Beispiel Probleme mit deinem Sehnerv hast und dir dadurch geholfen werden kann.
Die DRV möchte dich so lange wie möglich im Arbeitsleben aktiv halten und die Genehmigung stellt meistens kein Problem dar.

ABER ES GIBT noch ein paar einfache **Tipps für deinen Arbeitstag:**

- Erstelle dir eine To-do-Liste/arbeite mit einem Terminplaner, um a) Prioritäten zu setzen und b) nichts zu vergessen.
- Oder nutze Kalender/Apps für dein Zeit- und Terminmanagement.
- Organisiere deinen Schreibtisch (Reichweite der Arbeitsmittel).
- Achte auf eine gute Ausleuchtung deines Arbeitsplatzes.
- Ist ein Parkplatz in der Nähe des Eingangs zu deiner Arbeitsstelle möglich?
- Wenn du selbst nicht mehr Auto fahren kannst oder es nicht mehr möchtest, weil du

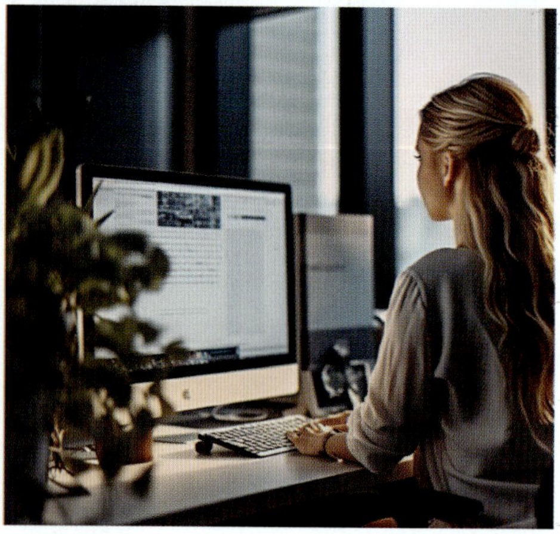

Adobe Stock / wangsinawang

unsicher geworden bist: Gibt es eine Mitfahrgelegenheit mit deinen Kollegen?

- Nutze die Mittagspause für einen kleinen Spaziergang – vielleicht mit einer Kollegin, mit der du dich besonders gut verstehst.
- Mache zwischendurch immer wieder kleinere (Bildschirm) Pausen. Das solltest du vorher mit deinem Vorgesetzten absprechen!
- Wenn es dir mal gar nicht gut gehen sollte: Gibt es einen Raum mit einer Liege zum Ausruhen?
- Gib deinem Arbeitgeber die Rufnummern der Personen, die dich im Notfall abholen können.
- Und wenn der Arbeitsalltag dann geschafft und du wieder zuhause bist: Entspanne. Das ist wichtig, um deine Energiespeicher aufzufüllen. Da gibt es ganz viele Möglichkeiten. Für den einen ist es der Spaziergang mit dem Hund oder Partner, Autogenes Training, Achtsamkeitstraining, Muskelentspannung nach Jacobsen, der Kaffeeklatsch mit einer Freundin, Lesen, Malen, auf einer Wiese sitzen und sich selbst spüren, und, und, und. Also alles, was dir guttut, ist erlaubt.

ABSCHLIESSEND KANN ICH sagen, dass fünf Punkte in deinen neuen (Arbeits-)Alltag implementiert werden sollten, damit du lange selbstbestimmt leben kannst:

<u>Stressmanagement, Ernährung, Bewegung, Entspannung, Schlaf</u>

Mach so viel wie möglich selbst in deinem Leben, aber **lass dir unbedingt helfen, wenn du merkst, dass du eigentlich Hilfe brauchst.**

> *STOLZ IST MANCHMAL EIN SCHLECHTER RATGEBER. BAU DIR EIN GUTES NETZWERK AN PERSONEN AUF, DENEN DU VERTRAUST UND DIE AUCH IM BEDARFSFALL FÜR DICH DA SIND.*

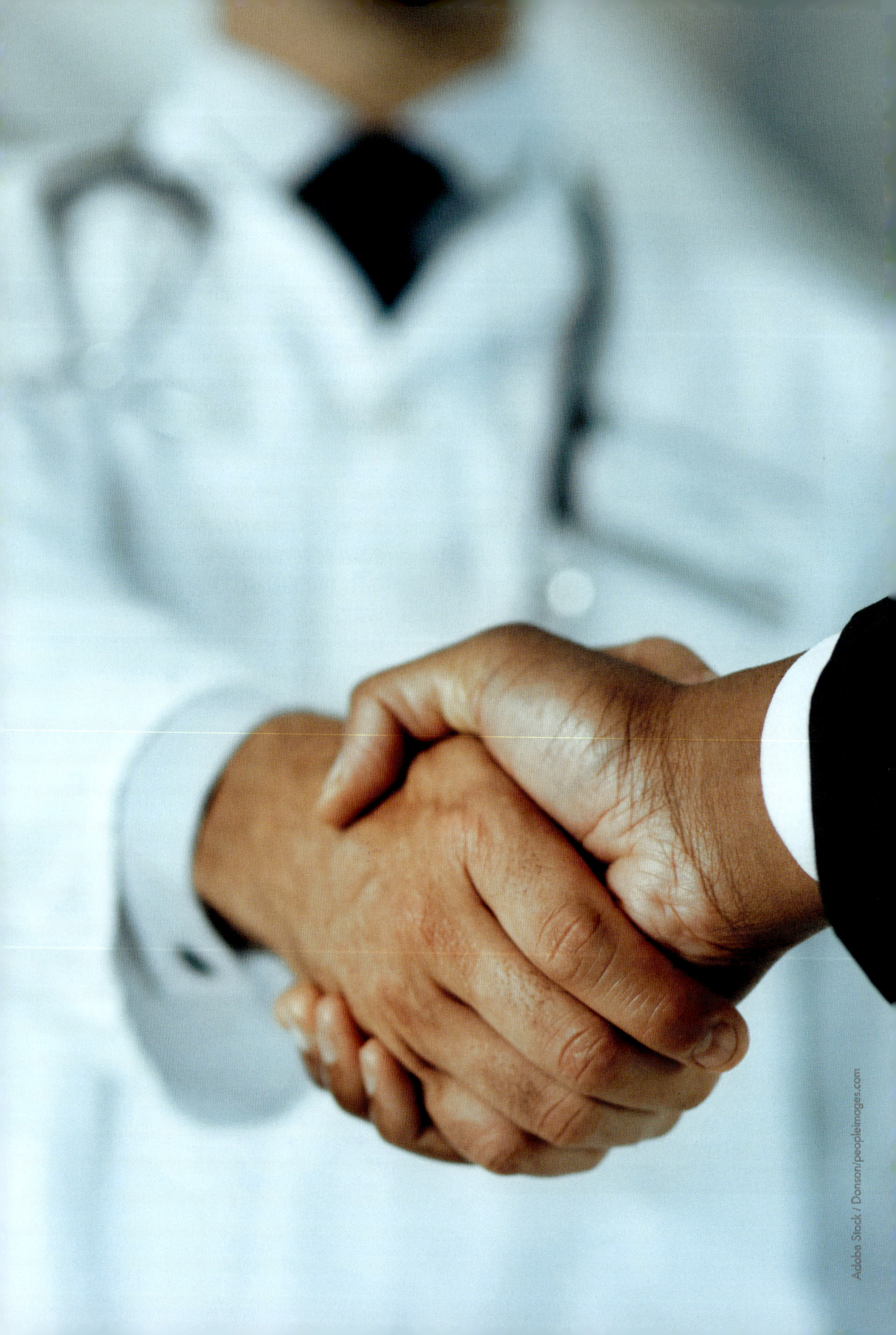
Adobe Stock / Danson/peopleimages.com

KAPITEL 10

ERFOLG TROTZ MS

Eine Erfolgsgeschichte.

Warum du niemals deine Träume aufgeben solltest: alles ist möglich. Lebe deine Träume und schaffe Unvorstellbares!

KAPITEL 10

EINE ERFOLGSGESCHICHTE

Peter, 41.

Peters Geschichte eignet sich gut, um denen etwas Mut zu machen, die vielleicht noch verunsichert und orientierungslos nach ihrer MS-Diagnose sind.

BEI MIR IST die Diagnose jetzt 15 Jahre her. Ich war 26 und wachte Sonntagmorgens, nach einer Einweihungsparty, bei einem Kumpel auf mit merkwürdigen Spastiken in einem Arm. Alle paar Minuten fühle ich mich gezwungen, mich zu strecken, also den Arm möglichst lang zu machen. Es fühlte sich ein bisschen an wie beim Gähnen, man könnte es halbwegs unterdrücken, aber es muss einfach getan werden.
Am nächsten Morgen, dem Montag, ging ich dann direkt zu meinem Hausarzt und der hatte dann, zum Glück, direkt den richtigen Riecher. Er überwies mich in die Uniklinik, in der ein MRT gemacht werden sollte.
Mit der Aussage: „Das ist etwas neurologisches, wahrscheinlich Multiple Sklerose“ wurde ich weiter in die neurologische Abteilung einer Klinik überwiesen. Dort angekommen kam ich in ein Zweibettzimmer mit einem Zimmernachbarn, der mir, noch bevor ich nun meine Diagnose erhalten hatte, erzählte, dass ich jetzt im Prinzip auf die Frührente zugehe.
Er meinte: „Autofahren und körperliches Arbeiten ist bald nicht mehr möglich“, was mich als Oldtimer- und Hobbyrestaurator natürlich schockierte.

DIE RESTAURIERUNG MEINES Traumautos, eines T2 Bulli war grade erst im Vorjahr fertig geworden, der 65er Käfer meiner Freundin war noch mittendrin und ich hatte grade ein weiteres meiner Traumautos (einen 1973er Alfa Bertone) in einer Halle gefunden, und zum Aufbereiten zu mir geholt. Und jetzt sollte ich das alles aufgeben?
AUCH UNSER TRAUM, ein altes Haus zu kaufen und nach unseren Wünschen zu sanieren und umzubauen schien in weite Ferne zu rutschen.

ZUM GLÜCK WURDE ich von den behandelnden Ärztinnen und Ärzten wirklich gut aufgefangen und neben der üblichen Diagnostik (Lumbalpunktion etc.) und Behandlung (die tägliche Cortison-Infusion) hatte ich auch einige Gespräche mit den Ärzten, die mir viele Ängste wieder nehmen konnten. Wir haben viel zurückgeschaut und festgestellt, dass ich vermutlich schon in den vergangenen drei Jahren immer wieder Schübe hatte, die von selbst abgeklungen waren.

NACH EINER GUTEN Woche Kortisontherapie waren alle Beschwerden weg und ich bekam das „Go“, ein paar Tage später wieder nach Hause zu fahren. Dort sollte ich mich dann noch eine Woche erholen, und die Füße hochlegen. Da mir das aber schon immer eher schwergefallen ist, habe ich nach zwei bis drei Tagen den Alfa aus der Schrauber-Halle, die zum Glück nebenan stand, gerollt und angefangen, den stumpfen Lack aufzubereiten. Solche Arbeiten sind eher meditativ als anstrengend, und am Ende meiner Krankschreibung war nicht nur der Lack poliert, auch der Motor lief wieder vernünftig und der Alfa hatte seine erste Proberunde durchs Dorf gedreht.

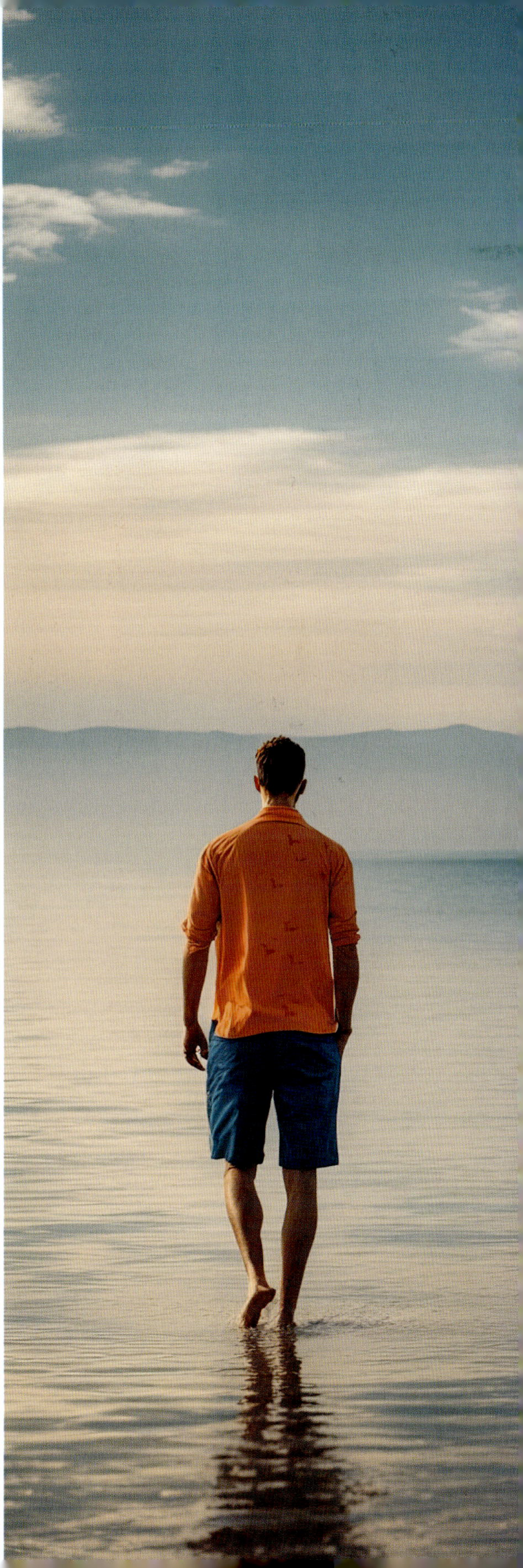

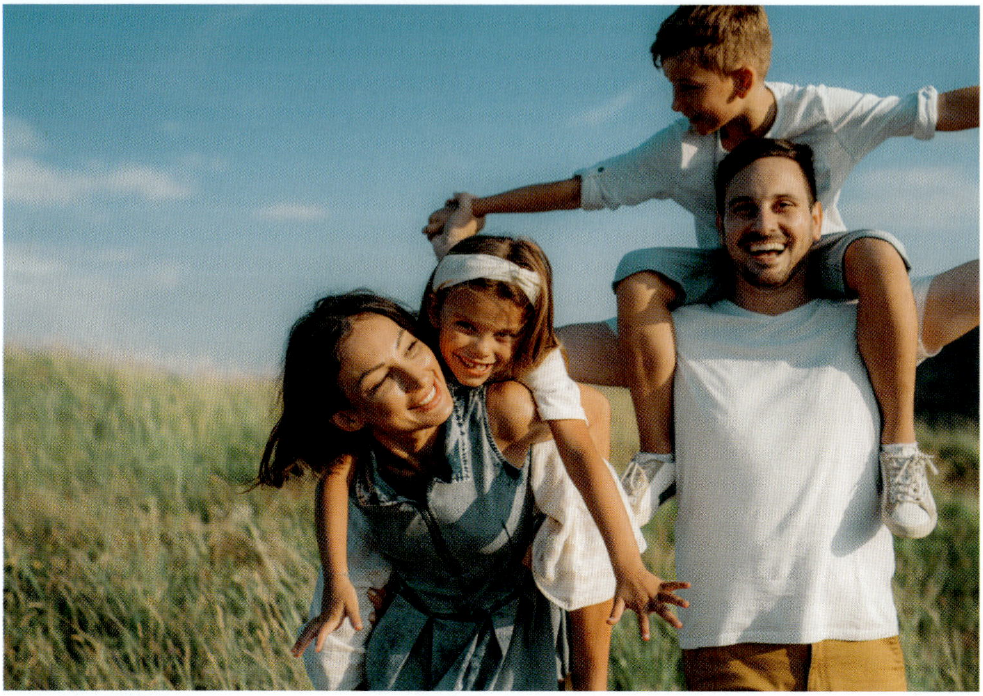

DANN GING DER typische Weg los. Neurologische Praxis suchen, Therapie abstimmen etc. Ich entschied mich für die Therapie mit Avonex, musste mir also einmal die Woche selbst eine Spritze in den Oberschenkel geben. Die Nebenwirkungen waren mit einer Paracetamoltablette problemlos in den Griff zu kriegen, aber das Spritzen war mir wirklich lästig.

ICH MACHTE MIR in der nächsten Zeit einige Gedanken, ob ich jetzt meine Zukunftspläne anpassen sollte, kam aber zu dem Ergebnis, dass man bei MS einfach nicht sicher sagen kann, wie sie sich entwickeln wird, und ich mich nicht von der Angst vor dem, was kommen könnte, einengen lassen will.

Einzig der Fakt, dass ich die Zeit, in der es mir gut geht, nutzen und genießen möchte, und daher eher im Hier und Jetzt leben will, ist ein Umstand, zu dem mich die MS gedrängt hat.

“

ALSO BESCHLOSSEN WIR, nicht mehr alles aufzuschieben und ungefähr ein Jahr nach der Diagnose wurde ich das erste Mal Vater.

ALS MEINE TOCHTER ein Jahr alt wurde, begann meine Elternzeit. Also schnappten wir uns den Bulli und haben eine gut 7000 km lange Tour durch Mitteleuropa gemacht.

WIR FUHREN OHNE nennenswerte Probleme aus Kiel über Hannover und Gießen nach Süden, über die Alpen an den Gardasee, weiter ans Mittelmeer und über Carcassonne in die Pyrenäen, von da aus weiter zur Dune du Pilat und zur Île Madame. Da, wo es schön war, blieben wir, bis das nächste Ziel zu sehr reizte. Kein Stress, alles entspannt und die MS rief sich nur bei der wöchentlichen Spritze in Erinnerung. Ein paar Monate später haben wir uns dann entschlossen, unseren Traum vom eigenen Haus anzugehen. Da aber Null Ersparnisse, ein eher durchschnittliches Einkommen und Wünsche wie Baujahr vor 1930, hohe Decken, großer Garten, maximal 10 km um Kiel Zentrum, etc. nicht so einfach zusammenpassten, zog sich das Ganze etwas.

UND ZACK, WAR schon das zweite Kind auf der Zielgraden und wir wohnten immer noch in unserer kleinen Dachgeschosswohnung. Zum Glück fanden wir dann doch noch ein Haus, das nahezu alle unsere Wünsche erfüllte, für uns bezahlbar war, aber auch sehr viel Arbeit bereithielt.
Wir sanierten uns dann in den kommenden Jahren fleißig von Geschoss zu Geschoss durch das Haus, und die MS war irgendwie fast vergessen. Bis, drei Jahre nach dem Kauf, plötzlich Empfindungsstörungen an den Oberschenkeln und Füßen auftraten. Da nicht klar war, ob das jetzt von der MS oder von einem eingeklemmten Nerv kommt, bekam ich direkt Physiotherapie verschrieben und als dann endlich der MRT-Termin anstand, waren die Beschwerden schon wieder abgeklungen. Da aber neue Herde zu sehen waren, entschied ich mich dazu, die Therapie zu wechseln und nehme seitdem Tecfidera, also zweimal täglich eine Tablette.

IN DEN FOLGENDEN Jahren hatte ich dann keine Beschwerden mehr; wir haben geheiratet, und der Käfer meiner Frau wurde sogar rechtzeitig fertig, da er Hochzeitsauto werden sollte.

ICH BAUTE MIR eine kleine Werkstatt, um an meinen Autos zu schrauben, restaurierte da drin aber die ersten Jahre erst mal einen T2 Bulli für einen Kumpel. Dann erbte ich einen 50 Jahre alten Trecker von meinem Opa, machte den bei ihm auf dem Hof wieder TÜV fertig und fuhr ihn gute 100 km zu mir nach Hause, wo er seitdem auf seine Restaurierung wartet.

WÄHREND DIE WELT von der Coronawelle in Atem gehalten wurde, schlug bei uns der Krebs zu, meine Frau kämpfte sich durch die Chemo, die Kinder waren tapfer und mittlerweile ist auch das irgendwie schon wieder fast vergessen.
Zeit also, mal wieder ein größeres Projekt anzugehen. Unsere Gasheizung war schon mehr als nur in die Jahre gekommen und ich wollte schon lange weg vom fossilen Heizen, also plante ich eine Erdwärmeheizung und, weil es einfach Sinn macht, noch eine PV-Anlage dazu, na ja, und eine energetische Sanierung vom Erdgeschoss war dann auch angeraten, und mit PV-Anlage machte dann ein E-Auto plötzlich Sinn für mich. Dieser Rattenschwanz führte dann nicht nur zu sehr viel Arbeit, sondern auch zu einer Menge Stress, der nicht ganz spurlos an mir vorüberging.

ALS DIE ARBEITEN fast abgeschlossen waren, bekam ich muskuläre Verhärtungen im Rückenbereich, die dazu führten, dass ich nur noch mit einem Wärmegurt nach draußen gehen konnte. Mit Physiotherapie ließ sich das zwar kurzfristig lockern, aber wirklich besser wurde es erst, als auch der Stress abgeklungen war. Jetzt, wo das Projekt erledigt ist, bin ich wieder beschwerdefrei und freue mich, auch das geschafft zu haben. Allerdings bin ich auch um die Erkenntnis reicher, dass ich es nächstes Mal vielleicht nicht ganz so ausarten lassen sollte.

NUN IST MEINE Diagnose also 15 Jahre her, und ich kann rückblickend einfach nur sehr, sehr dankbar dafür sein, wie es gelaufen ist.

DAMALS HABE ICH nur Geschichten von Leuten gefunden, die einen eher schweren Verlauf hatten, was mir schon sehr viele Sorgen bereitet hat und mir fast den Mut genommen hätte, einfach auf das Glück zu hoffen.

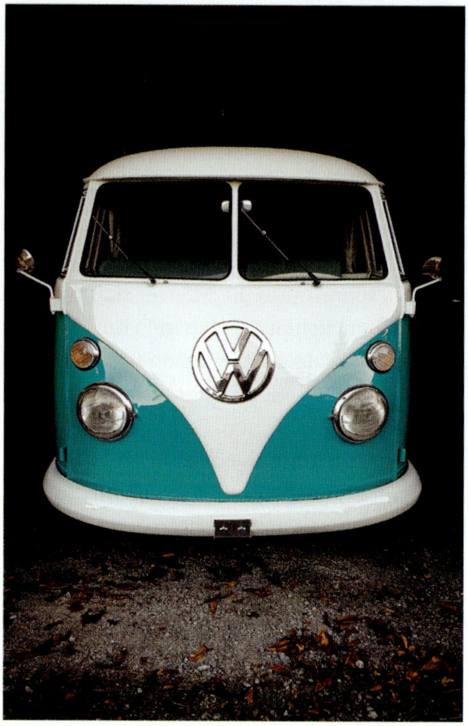

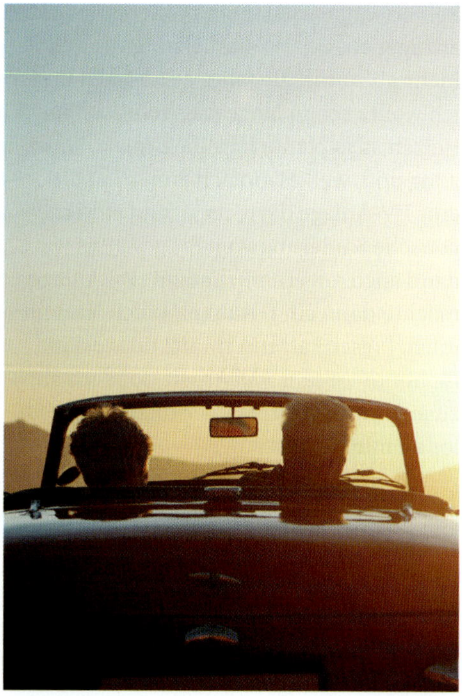

ABER ES IST DOCH NICHT ANDERS ALS SONST IM LEBEN: DU HAST EINFACH KEINE GARANTIE, WAS DIE ZUKUNFT BRINGEN WIRD. ALSO GENIESSE DAS, WAS DU JETZT HAST UND LASS DICH NICHT VON DEN SORGEN DER ZUKUNFT UNTERKRIEGEN.

Adobe Stock / Donson/peopleimages.com, MarcoCuraba

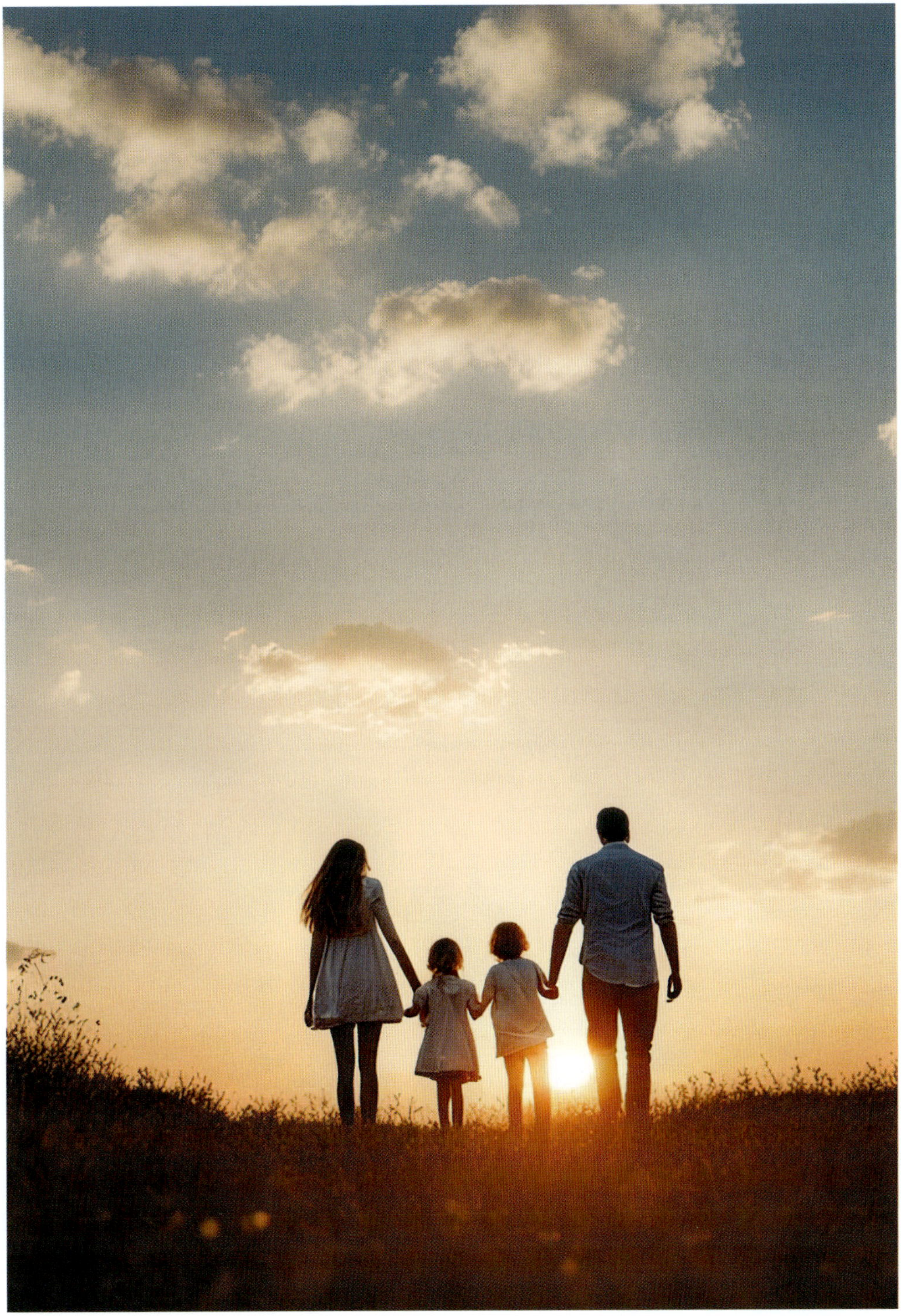

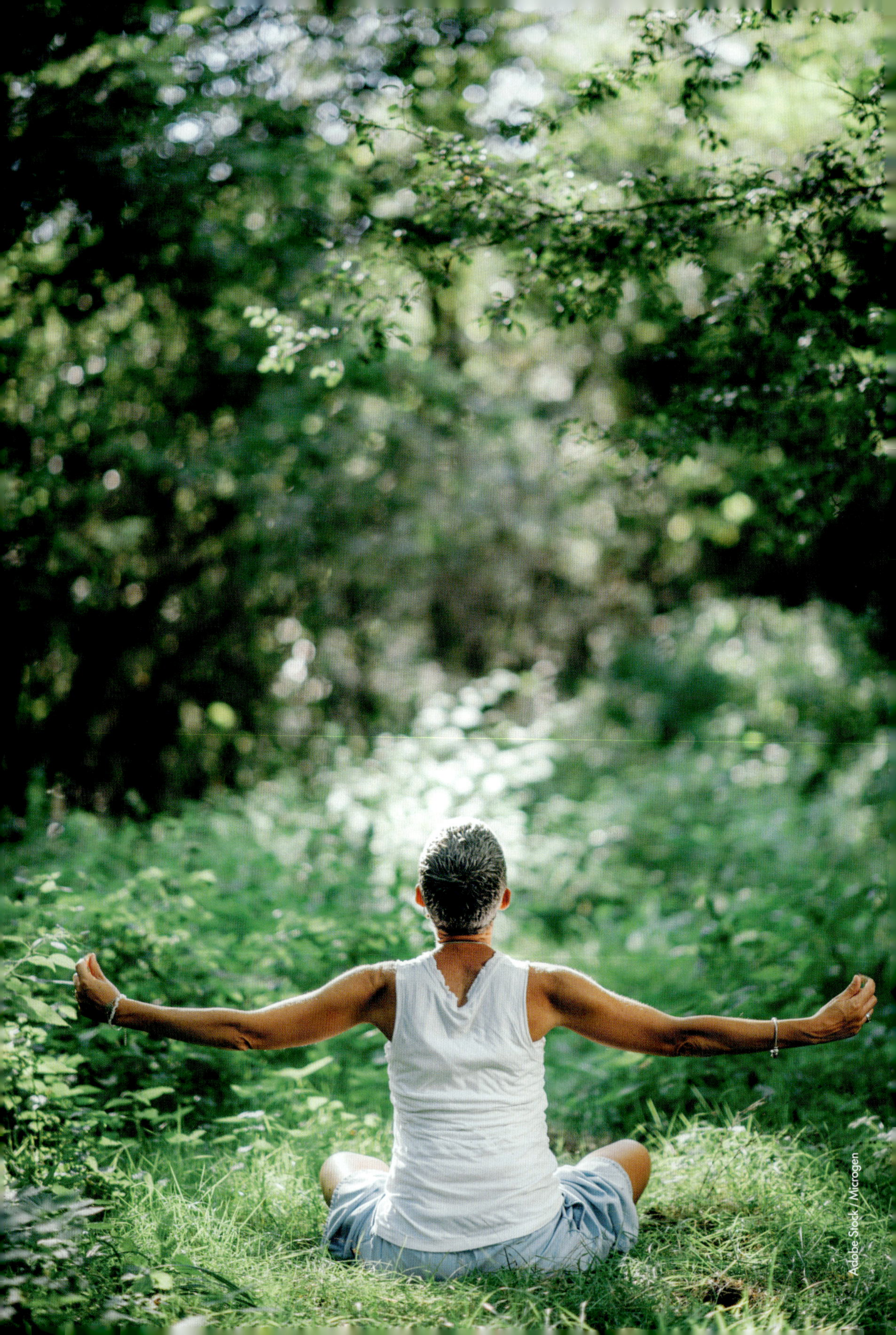

Adobe Stock / Microgen

ES IST SO. PUNKT.

Warum sich jeder Tag anders für dich anfühlen wird und warum es wichtig ist von deinem Körper zu lernen.

KAPITEL 11

Warum du die Diagnose akzeptieren musst.
Und warum Zorn am Anfang ganz normal ist.

FROM ZERO TO HERO – I´M STILL STANDING

Heute, fast 14 Jahre nach der Diagnose, habe ich gelernt, die zwei Buchstaben in meinem Leben zu akzeptieren. Ich bin nicht mehr sauer auf sie; nicht mehr zornig. Das heißt nicht, dass ich nicht manchmal wütend oder traurig bin, wenn etwas nicht so funktioniert, wie ich das gerne hätte.

MIT DIESEN ZWEI Buchstaben zu leben ist ein ständiges Auf und Ab. From zero to hero. Himmelhochjauchzend, zu Tode betrübt. Vom „auf allen Vieren kriechen" über einen Sprint bis hin zum Marathonlauf ist alles möglich. Ich vergleiche es immer gerne mit dem Stimmumfang von Axl Rose; der aktuell größten Stimme der Welt, was ich bis vor kurzem gar nicht gewusst habe. Er schafft es vom tiefen F1 bis hin zum hohen B6. Laut einer Studie von Concert Hotels spatzt er mit seinem Stimmumfang sogar Mariah Carey ab; danach folgen erst Prince, Steven Tyler, James Brown und Marvin Gaye. (Quelle: Radio SRF3/Concerthotels.com).

WELCHE „RANGE" ICH für jeden Tag habe, weiß ich oft schon beim morgendlichen Aufstehen. Die Art, wie meine Füße den Boden berühren; wie sich meine Beine anfühlen. Der erste Stand des Tages und die ersten Schritte. Wenn mein rechter Fuß mit der Außenkante den Boden berührt, weiß ich, es ist nicht so doll, mache mir aber noch keine Gedanken. Fühlen sich meine Beine an wie Gummi, denke ich schon: „Mist". Sind die ersten Schritte dann unsicher, dann weiß ich: „Shit".

WENN ICH BEI dem Aspekt Gehen bleibe, dann kann ich sagen, dass ich an sehr guten Tagen durchaus 10 km am Stück laufen kann. Auch ohne Hilfsmittel. Dabei erhebe ich nicht den Anspruch, besonders schnell sein zu wollen. Ich wähle Strecken, die viel von Fußgängern, Spaziergängern, Läufern oder Menschen frequentiert werden, die mit ihren Hunden unterwegs sind. So kann ich zumindest sicher sein, dass man mich sieht, wenn ich vielleicht gestürzt bin oder anderweitig Hilfe brauche. Die Mitnahme meines Smartphones mit eingeschaltetem GPS ist für mich unerlässlich und ein Sicherheitsfaktor. Ich habe es auch schon erlebt, dass niemand vorbeikam und ich durch mein Smartphone meinen Standort freigeben konnte und die informierte Person mich dann eingesammelt hat. Wenn ich auf der Hälfte, oder zu einem anderen Zeitpunkt auf der Strecke merke, dass ich es nicht mehr schaffe, gehe ich auf kürzestem Weg zur nächsten Bushaltestelle und fahre mit dem Bus nach Hause. Funktioniert auch. Mittlerweile habe ich das Glück, dass eine Freundin mit mir zusammen diese „Ausflüge" macht. Aber auch mit ihr zusammen würde ich eine solche Strecke nie beginnen, wenn ich am betreffenden Tag merke, dass ich mich nicht zu 100 Prozent wohlfühle und zusätzlich noch Probleme mit meinem Gleichgewicht habe. An diesen Tagen trainiere ich an meinem MotoMed. Das ist in Prinzip ein Arm- und Beintrainer, vor dem ich auf einem Stuhl sitzen kann. Zusätzlicher Vorteil des MotoMeds ist, dass es Spastiken erkennt und motorgestützt reagieren kann, indem es die Pedale rückwärts bewegt, was die Spastik in Beinen oder Armen dann auflöst. Oder ich gehe jede Stunde mindestens 250 Schritte in meiner Wohnung. Vom Badezimmer ins Schlafzimmer und zurück. Meistens 10 Minuten lang. An den Tagen, an denen ich mich unsicher auf den Beinen fühle, nutze ich dann Jupp, meinen Rollator. Die gibt es leider oft genug.

DAS BLÖDE BEI dieser Krankheit ist, dass mein Verstand und mein Wille so viel vor haben für den jeweiligen Tag, mein Körper mir dann aber sagt: „Nö. Ist nicht. Vergiss es". Und das habe ich gelernt zu akzeptieren. Dann gibt es eben einen Tag der Entspannung und des Krafttankens. An diesen Tagen lese ich viel, male, höre Musik oder suche mir einen schönen Film aus, bei dem ich einfach mal an nichts denke.

ES GIBT TAGE, an denen ich viel Hilfe benötige und es gibt Tage, an denen ich kaum Hilfe benötige. Es gibt Tage, an denen ich sogar jemanden benötige, der mir den BH zu macht und die Schnürsenkel meiner Schuhe zubinden muss. Doppelknoten versteht sich, damit unterwegs der Schuh nicht auf geht. Fester Halt ist unabdingbar.

ABER ICH LISTE einfach mal auf; das ist übersichtlicher.

BITTE BEACHTE: DAS SIND MEINE SYMPTOME. DAS MÜSSEN NICHT DEINE SEIN ODER WERDEN! ES GILT: ALLES KANN, NICHTS MUSS.

EXTRA: SYMPTOME; DIE BEI MIR AUFGETRETEN SIND

- **Reduzierter Kräftezustand.**
- **Händedruck** beidseits reduziert; rechts mehr als links.
- **Gefühlsstörungen** und **Störungen der Feinmotorik** in beiden Händen; rechts mit zunehmender Spastik.
- **Ich brauche in Teilen Hilfe** beim Schneiden von Gemüse u.ä; auch beim Öffnen von Getränkeflaschen.
- Ebenso ist **Unterstützung** beim Öffnen und Schließen von Knöpfen bzw. Reißverschlüssen erforderlich.
- Mit meiner rechten Hand kann ich manchmal mein rechtes Ohr nur mühevoll erreichen, ganz zu schweigen vom linken Ohr. Das Anlegen von Schmuck wird zur echten **Herausforderung.**
- **Zunehmende Kraftlosigkeit** meines rechten Beines; ebenso zunehmende Gefühlsstörung.
- Manchmal kann ich nur **aufstehen,** indem ich mich an Möbeln hochziehe bzw. an Jupp, meinem **Rollator,** abstütze.
- Beim Gehen ziehe ich mein rechtes Bein nach; habe einen **ataktischen (schwankenden) Gang.**
- **Ich stürze immer öfter**, weil ich mein rechtes Bein plötzlich nicht mehr fühle.
- Außerhalb meiner Wohnung brauche ich immer öfter **Begleitung,** die mir Sicherheit gibt.
- **Treppensteigen** ist manchmal nur wie ein Hund möglich: im Vierfüßler Gang.
- Ich frage mich, was die MS noch alles auf Lager hat, und das macht mir Angst, was ab und an auch zu **depressiven Episoden** führt.
- **Ich schlafe schlecht und träume böse.** Das Gedankenkarussell hält nicht an. Ich fühle mich oft wie ein Hamster, dem der Ausgang aus seinem Rad verschlossen ist.

- Ich verliere immer öfter die Kontrolle über meine **Blase** und habe deswegen immer öfter Wechselwäsche dabei.

- Ich stehe nicht mehr sicher unter der Dusche aufgrund **unerwarteter Spastiken** und **motorischen Störungen** in meinen Beinen. Manchmal hilft da selbst der Duschhocker nicht und **ich brauche Hilfe.**

- **Meine Medikamente** müssen einmal in der Woche in den Medikamentenspender einsortiert werden, weil die gestörte Feinmotorik meiner rechten Hand es nicht erlaubt, die Tabletten aus manchen Blistern herauszudrücken. Ich würde mir wünschen, dass die Pharmahersteller solche Schwierigkeiten in ihren Verpackungen berücksichtigen.

- Grundsätzlich geht es mir **vormittags besser als nachmittags und abends.** Deswegen versuche ich, alles, was körperlich anstrengend sein könnte oder ist, vormittags zu erledigen.

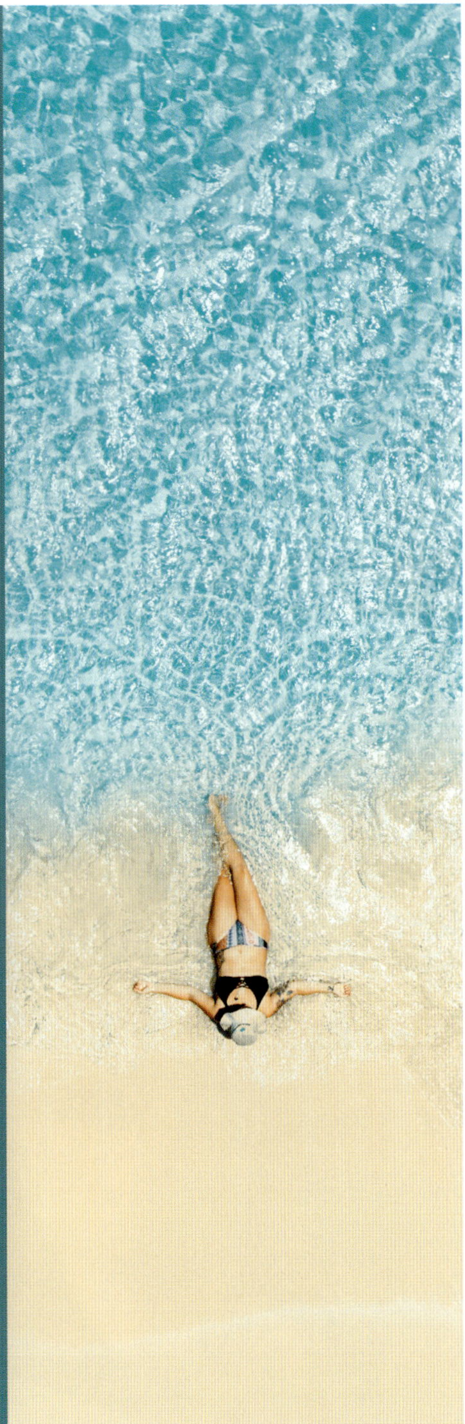

Adobe Stock / ishootforthegram

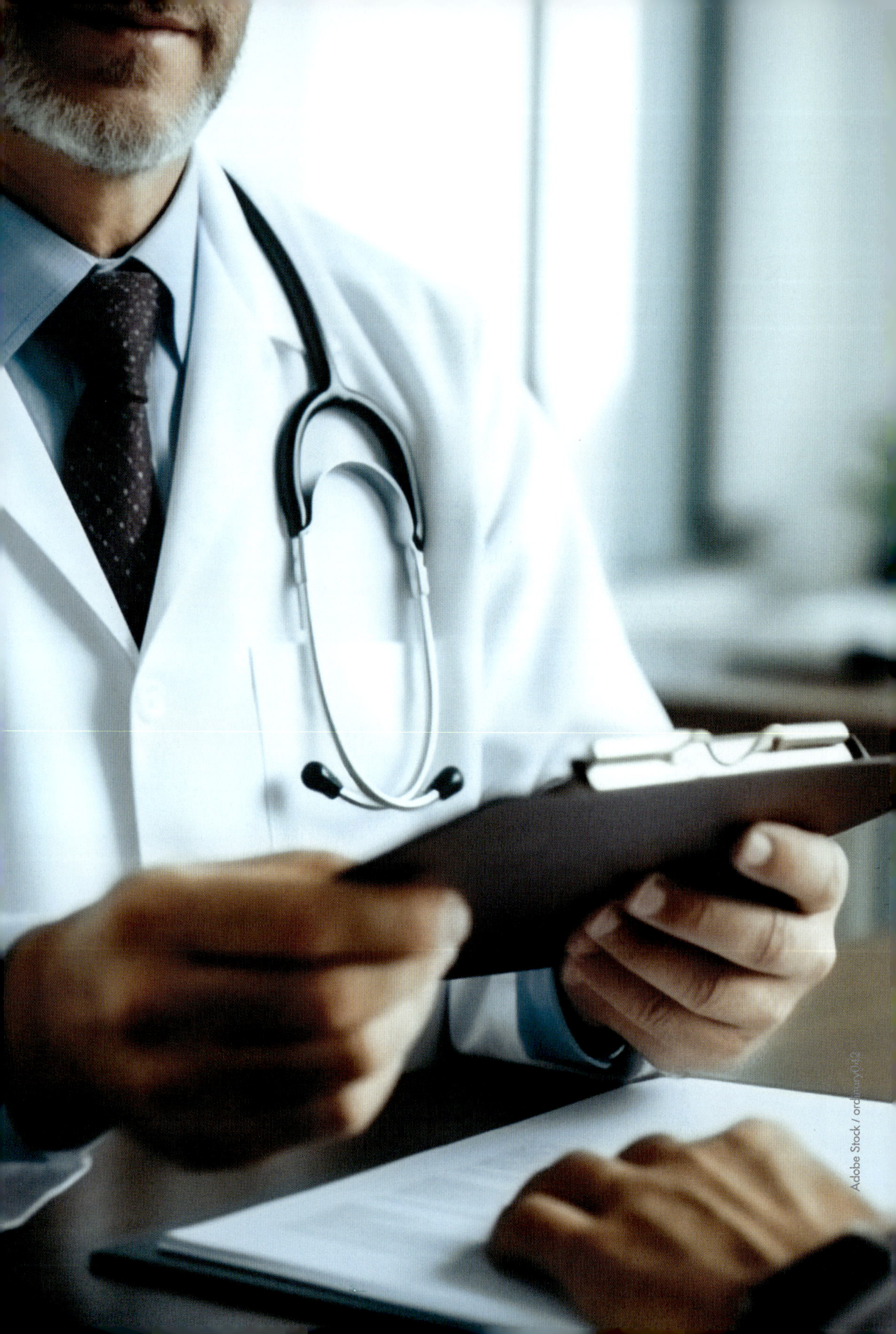

KAPITEL 12

DER PFLEGE-GRAD

Für wen er ist, was er bringt und wie man ihn beantragt.

Warum ein Pflegedienst nicht dein Feind ist und warum er dir Freiheit gibt. Die Freiheit für ein selbstbestimmtes Leben.

MIT HILFE EIN SELBSTBESTIMMTES LEBEN LEBEN

DA SOLCHE SCHWIERIGKEITEN im Alltag definitiv nicht allein zu bewältigen sind, arbeite ich mit einem Pflegedienst zusammen; zusätzlich zu meiner Pflegeperson und dem Netzwerk an Freunden, Bekannten und Nachbarn, das ich mir aufgebaut habe. Ein Pflegedienst übernimmt grundsätzlich nicht nur die Pflege am Körper, sondern bietet auch Hilfe im Haushalt an, oder, wenn du dich einsam fühlst, kommt auch jemand zu dir, um dich zu betreuen; mit dir zu reden, mit dir spazieren zu gehen oder auch etwas mit dir zu spielen.

ICH NUTZE HAUPTSÄCHLICH den Bereich der Hauswirtschaft, der folgende Maßnahmen umfasst:

- Einkaufen (auch Apotheke, Bank, Behördengänge)
- Einkaufszettel schreiben
- Verräumen der gekauften Lebensmittel & Co.
- Zubereiten oder Aufwärmen von Speisen
- Spülen
- Staubsaugen, Böden wischen und fegen/moppen
- Staub wischen
- Möbel innen und außen feucht reinigen
- Lampen reinigen

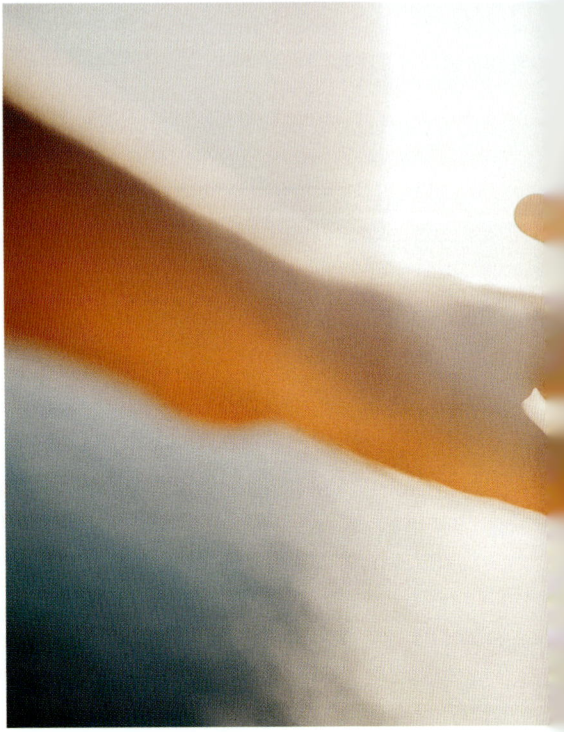

- Kühlschrank säubern
- Bad putzen
- Türen abwaschen
- Wäsche waschen, trocknen und bügeln; anschließend sortieren und einräumen
- Betten frisch beziehen
- Schuhpflege

JA, DAS IST alles nicht schön, wenn man diese Dienste in Anspruch nehmen muss. Aber wir alle können froh sein, dass es sie gibt und die lieben Menschen, die diese Tätigkeiten verrichten.

Adobe Stock / aksinya1991

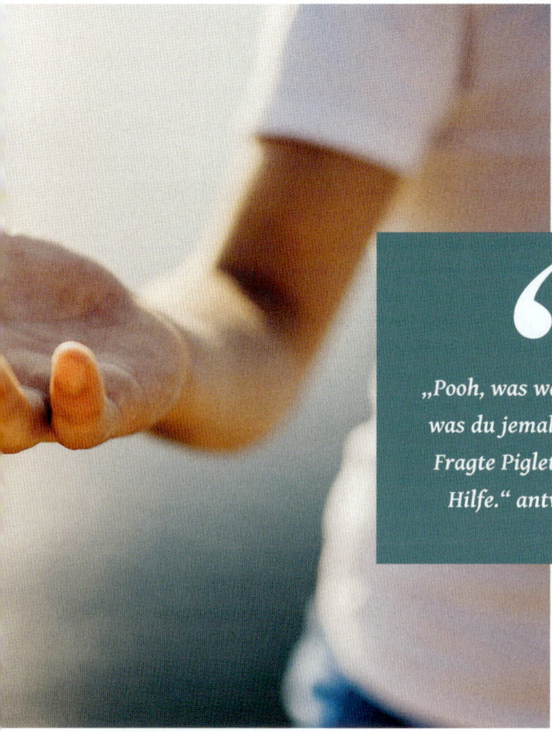

> **66**
>
> *„Pooh, was war das Mutigste, was du jemals gesagt hast?“ Fragte Piglet. „Ich brauche Hilfe.“ antwortete Pooh.*

BEI ALL DIESEN körperlichen Einschränkungen gibt es aber einen Punkt, der mir persönlich ganz besonders wichtig ist: mein Herz und meine Seele. Ich bin ruhig geworden, ausgeglichen und kann in mir selbst ruhen. Ich habe gelernt, Prioritäten zu setzen und freue mich nun endlich am Leben. Es gibt so viel Schönes zu entdecken und das genieße ich jedes Mal.

WIE BEANTRAGT MAN EINEN PFLEGEGRAD?

Zuerst einmal wichtig zu wissen:
JEDER GESETZLICH VERSICHERTE, der aus gesundheitlichen Gründen in seiner Selbständigkeit beeinträchtigt ist und Hilfe im Alltag braucht, kann unter bestimmten Voraussetzungen Leistungen aus der Pflegeversicherung in Anspruch nehmen. Jedoch muss die Pflegekasse zunächst Pflegebedarf bzw. einen Pflegegrad feststellen.

DIE EINSCHRÄNKUNGEN KÖNNEN körperlicher, kognitiver oder psychisch eingeschränkter Natur sein und du und kannst diese gesundheitlichen Belastungen weder ausgleichen noch selbständig bewältigen. Sprich: Du brauchst Hilfe!

DEINE PFLEGEBEDÜRFTIGKEIT MUSS einen entsprechenden Schweregrad haben und dauerhaft sein. Also mindestens sechs Monate. Da die MS nicht besser wird, wirst du vermutlich dauerhaft Hilfe benötigen.

UM HILFE DURCH die Pflegekasse zu bekommen bzw. damit du einen Pflegegrad bekommst, musst du einen Antrag stellen. Am besten und schnellsten geht das, indem du deine Krankenkasse anrufst, die Lage schilderst und eben um Feststellung eines Pflegegrades bittest. Zusätzlich rate ich dazu, dir Informationsmaterial zur Pflege zusenden zu lassen; hier bekommst du schon mal einen groben Überblick.

DEINE KRANKENKASSE SCHICKT dir dann einen Gutachter des Medizinischen Dienstes der Krankenversicherung (MDK), der bei dir zuhause prüft, ob du die Voraussetzungen der Pflegebedürftigkeit erfüllst. Sorge dafür, dass eine weitere Person deines Vertrauens anwesend ist. Das gibt dir Sicherheit und diese Person kann deine

Angaben möglicherweise ergänzen. Denn Eigen- und Fremdwahrnehmung sind zwei verschiedene Paar Schuhe.

DER GUTACHTER PRÜFT DIE BEREICHE

- **Mobilität** (z.B. wie du dich innerhalb deines Wohnbereiches fortbewegen kannst)
- **Kognitive und kommunikative Fähigkeiten** (z.B. ob du Risiken und Gefahren richtig einschätzen kannst)
- **Verhaltensweisen und psychische Problemlagen** (z.B. nächtliche Unruhe, Albträume oder Ängste, die sich in Bezug auf die MS entwickelt haben)
- **Selbstversorgung** (kannst du selbständig duschen/baden; inkl. Haarewaschen, bzw. kannst du dich selbständig anziehen oder benötigst du möglicherweise schon Hilfe beim Schließen des BHs, beim Zuschnüren deiner Schuhe oder Ähnliches?)
- **Bewältigung und selbständiger Umgang** mit den krankheitsbedingten Anforderungen und Belastungen (Medikation, Arztbesuche, Wahrnehmung von Therapieterminen wie z.B. Physio-, Ergo- oder Psychotherapie)
- **Gestaltung des Alltagslebens und Pflege sozialer Kontakte** (dazu gehört die Gestaltung deines Tagesablaufs; wie kommst du mit Veränderungen klar, wie beschäftigst du dich?)

FÜR DIE BEURTEILUNG deiner Pflegebedürftigkeit kommt es nicht auf die Schwere deiner Krankheit oder deiner Behinderung an. Ausschlaggebend ist das Ausmaß der Unselbständigkeit und Beeinträchtigung deiner Fähigkeit in den entsprechenden Modulen.

AUF BASIS DES FOLGENDEN GUTACHTENS WIRD DANN DEIN PFLEGEGRAD FESTGESETZT.

ANHAND DES HALBJÄHRLICHEN (verpflichtenden) Beratungsgespräches, das du mit einer Mitarbeiterin bzw. einem Mitarbeiter des Pflegedienstes deines Vertrauens führst, wird geprüft, ob dein aktueller Pflegegrad noch deiner gesundheitlichen Station entspricht oder ob du ggf. eine Höherstufung benötigst.

ZUSÄTZLICH WIRD GEPRÜFT (und im Gutachten festgehalten), ob und in welchem Umfang Maßnahmen zur medizinischen Reha und Prävention für dich geeignet sind bzw. ob diese notwendig und zumutbar sind. Das kann z.B. auch den Einbau eines Duschstuhls oder von Haltegriffen in deinem Badezimmer beinhalten. Diese Maßnahmen sollen bewirken, dass deine Pflegebedürftigkeit nicht schlimmer wird bzw. dass sie gemindert werden kann.

DA DAS JETZT alles ganz schön viel ist und sich vielleicht auch beängstigend für dich anhört, rate ich dir, die Pflegeberaterinnen und – Berater deiner Pflegekasse anzurufen. Diese sind alle qualifiziert und erarbeiten mit dir gemeinsam Lösungen, leiten Maßnahmen ein oder koordinieren deine Versorgung.

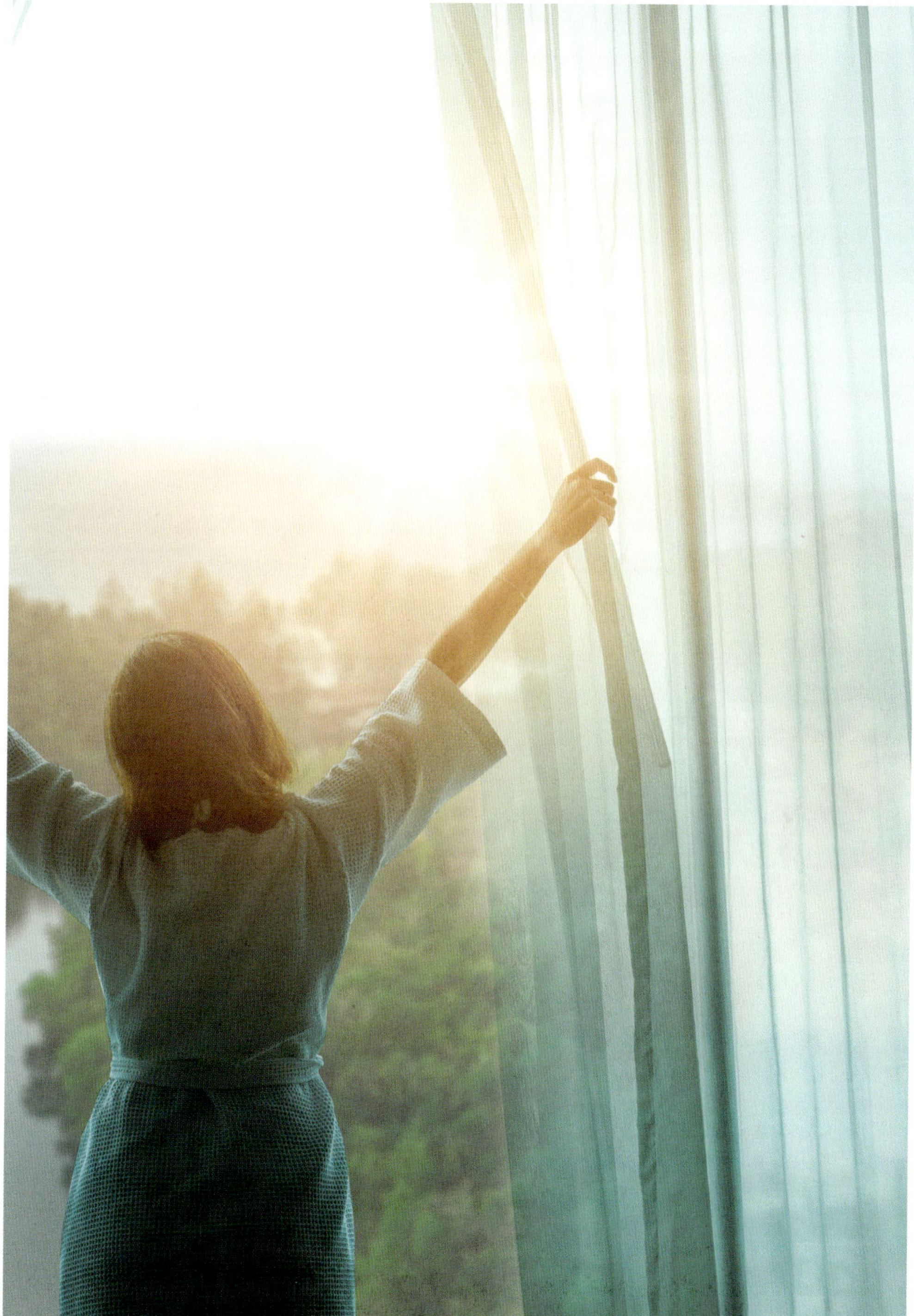

Adobe Stock / Photo Sesaon

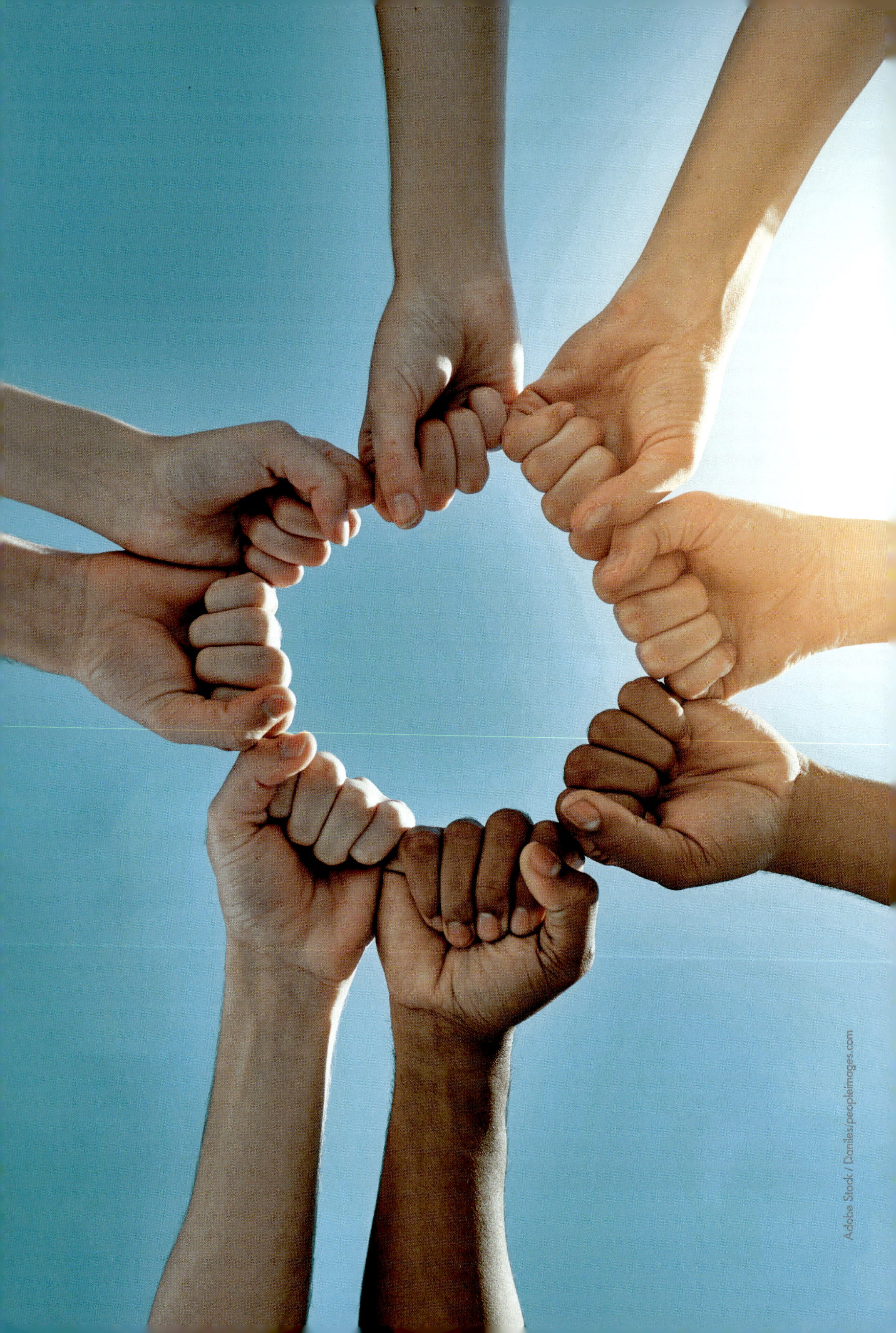

Adobe Stock / Daniles/peopleimages.com

KAPITEL 13

UMGANG MIT RÜCK-SCHLÄGEN

Warum du lernen musst mit Rückschlägen umzugehen: Leben ist das was passiert, wenn du eigentlich was anderes vorhast.

KAPITEL 13

“DOCH GERADE, WENN DU DENKST, ES KANN NICHT BESSER KOMMEN …

TRIFFT DICH EIN LINKER HAKEN UND DU KNALLST AUF DEN BETON …

Zwischen meinen letzten Zeilen zum Thema Pflege und diesen hier, liegen ungefähr drei Monate. Drei Monate, die mich unendlich viel Kraft gekostet und seelisch sehr belastet haben. Wenn ich eines gelernt habe in meinem Leben, dann ist es das: Pläne überleben nie den Kontakt mit dem Gegner!

ANFANG DEZEMBER 2022 wurde mein Jens hinterrücks überfallen und ausgeraubt. Man fixierte ihn von hinten, riss ihm die Brille vom Kopf und sprühte ihm Reizgas in seine Augen. Und davon reichlich. Die Typen schlugen ihm mit der Faust ins Gesicht und als er dann zu Boden ging, traten sie auf ihn ein und verletzten ihn schwer. Jens konnte sich mit letzter Kraft zu einem Wohnhaus schleppen, dessen Bewohner umgehend den Krankenwagen und die Polizei riefen. Leider konnte Jens keine Täterbeschreibung liefern. Die Täter trugen schwarzen Ski-Masken. Und wofür? Für die Beute von zwei Handys. Die Polizei fahndet immer noch. Ich persönlich glaube nicht, dass diese Typen jemals gefunden werden.

DIE VERLETZUNGEN ERWIESEN sich schwerer als anfangs gedacht. Von den ganzen blauen Flecken und Prellungen abgesehen, erwies sich Jens' Kiefer als das eigentliche Problem. Er war früher Berufssoldat und in diversen Auslandseinsätzen. Während einer dieser Einsätze wurde ihm der Kiefer mit einem Gewehrkolben zertrümmert und dieser musste dann in mühevoller, langwieriger Kleinarbeit verschraubt und verdrahtet werden, damit er überhaupt wieder funktioniert und das tut, für was er eigentlich vorgesehen ist. Durch die Faustschläge hatte sich wohl wieder etwas verschoben und der Kiefer sprang durch die Schwellungen aus der Gelenkpfanne. Es folgten drei Operationen. Bei einer dieser Operationen hätte Jens beinahe sein Leben gelassen: innere Blutungen und Herzstillstand bei der zweiten OP.

SO LANGSAM ERHOLT sich Jens wieder. Aber viel schlimmer ist sein psychischer Zustand. Er fühlt sich gedemütigt und unfair besiegt. Er denkt, gerade er, als ehemaliger

Soldat, hätte sich wehren müssen und macht sich Vorwürfe, dass er seine Sinne vor dem Angriff nicht geschärft hatte, wie er es sonst aus reiner Gewohnheit tut. Er denkt, das sei die Strafe, für die Leben, die er in seinen Einsätzen genommen hat. Argumente, dass er damals nur die Wahl hatte: Er oder der andere, oder dass er dadurch viele andere Leben gerettet hat, kommen nicht bei ihm an. Jens leidet seit damals an schwerer, diagnostizierter PTBS (Posttraumatische Belastungsstörung). Wir tragen auch das. Gemeinsam.

SECHS WOCHEN NACH dem Überfall auf Jens veranlasste mein Neurologe ein erneutes MRT meines Schädels. Er bewertete die vergangenen Monate als „Stress Triple Plus", was kein guter Faktor bei einer bestehenden MS ist.

DAS ERGEBNIS WAR ein Schlag für mich. Ich hatte neue Entzündungsherde, mein Zustand hatte sich verschlechtert, kurz: Meine MS ist wieder aktiv und meine Beschwerden kamen von den entsprechenden Entzündungen, die ich nicht als Schub bemerkt hatte. Rund sechseinhalb Jahre nach meinem bis dato letzten, schweren Schub. Es folgte eine 5-tägige intravenöse Cortison Stoßtherapie à 1000 mg. Außerdem MRT-Halswirbelsäule (Nachweis von Herden bei HWK 2, KWK ¾ und angedeutet fragliche flaue Herde bei BWK 3 und BWK 4. Nebenbefunde: Breitbasige Bandscheibenprotrusion HWK 4/5. Bilaterale Retrospondylose. Gering bis mittelgradige Spinalkanalstenose. Beidseitige gering- bis mittelgradige Neuroforamenstenosen.

UNTERSUCHUNGEN AM FLIESSBAND – zumindest verlor man keine Zeit! Und es ist erstaunlich, welche Stellen des Körpers es gibt, um Nadeln in ihn hineinzurammen!

- **VEP** (Visuell evozierte Potentiale – Messung des Sehnervs)
- **AEP** (Akustisch evozierte Potentiale – Messung der Hörnerven)
- **MEP** (Motorisch evozierte Potentiale – Messung der Grobmotorik)
- **SEP** (Sensible evozierte Potentiale - Messung der Feinmotorik)
- **Prädiagnostik** (Quantiferontest, HIV, Hepatitis b/C sowie VZV) für die Umstellung auf eine Therapie mit Ocrelizumab (relevant und erforderlich!)

DAZWISCHEN JEDEN TAG 1000 mg Cortison und ich merkte, dass es mir langsam besser ging. Das deute daraufhin, dass da „ganz schön Dampf im Kessel" war, wie einer der behandelnden Ärzte bemerkte. Das Cortison sucht sich einen Weg nach draußen; in meinem Falle durch die Haut. Mein Dekolleté sieht aus wie ein Streuselkuchen und mein Gesicht ziert eine Kortison-Akne vom Feinsten. Hier hilft nur Geduld.

FAKT IST JEDOCH, dass eine weitere Therapie mit Siponimod nicht mehr möglich ist, was täglich oral eingenommen werden muss. Meine Blutwerte haben sich durch die zweijährige Einnahme massiv verschlechtert. Jetzt „hänge ich also wieder an der Nadel", denn Ocrelizumab wird halbjährlich per Infusion verabreicht. Das passt mir ehrlich gesagt gar nicht. Aber wie hat mein alter Dozent immer gesagt? „IHS = Ist Halt So". Da muss ich durch. Ich hoffe, dass es mir eine gute Lebensqualität beschert.

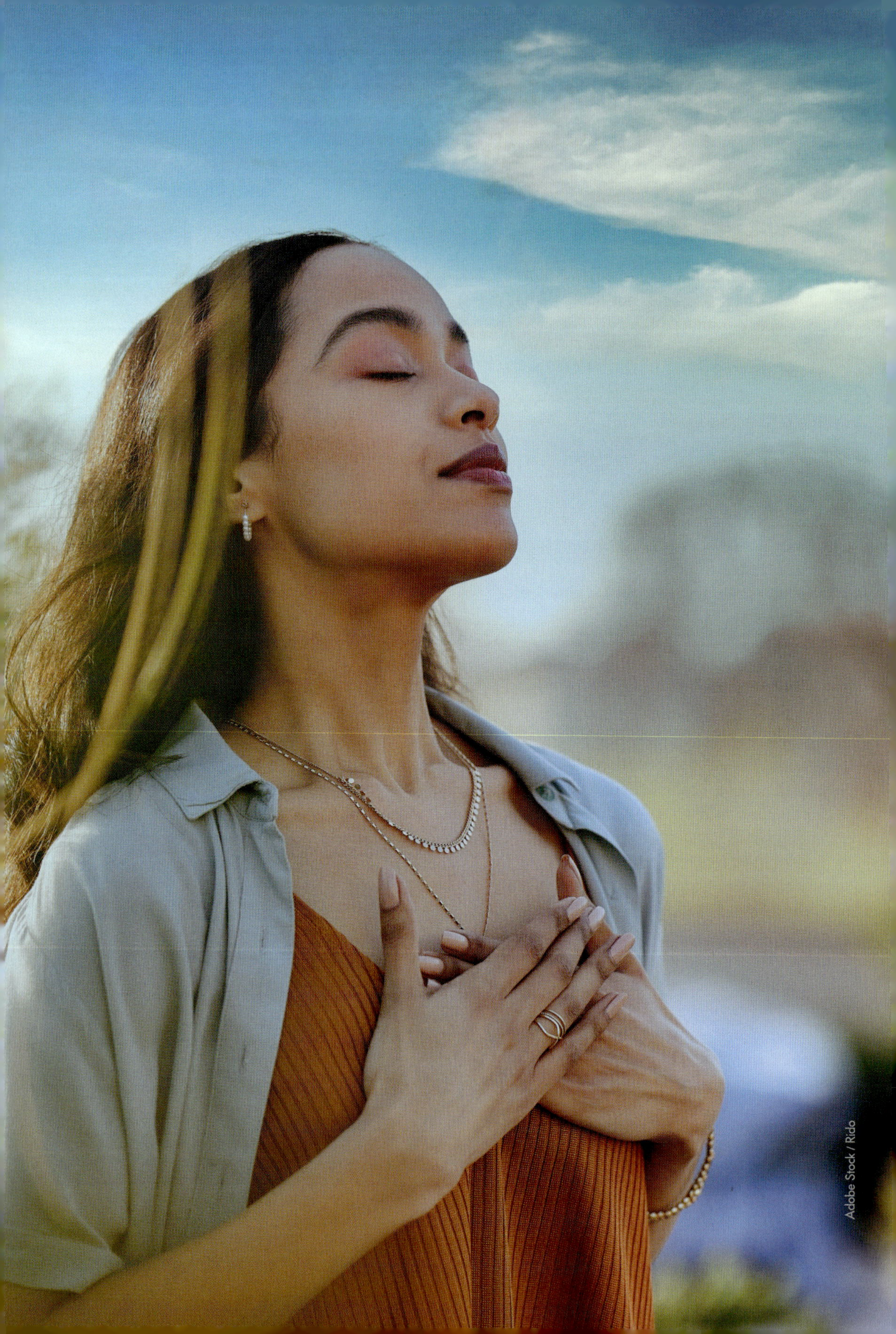
Adobe Stock / Rido

KAPITEL 14

GEWINNEN TROTZ MS

Eine Gewinnergeschichte.

Warum Musik und eine kleine französische Bulldogge deinem Innersten Befreiung schenken können.

KAPITEL 14

EINE GEWINNER-GESCHICHTE

Samantha, 35.

Samantha hat mit der Musik ihren Weg gefunden, mit der MS umzugehen.

Samantha, erzählst du uns ein bisschen von dir? Wie hat sich die Krankheit bei dir bemerkbar gemacht und wann wusstest du: „Es ist MS“?

BEI MIR WURDE die MS 2011 diagnostiziert, da war ich 23. Das hatte aber alles schon ein Jahr vorher begonnen, in dem ich Schwindel hatte und mich ständig fragte, was los war. Ich hörte auf zu rauchen, ernährte mich besser, versuchte mehr zu schlafen. Es änderte aber alles nichts an meinem merkwürdigen Schwindel.

ICH SPRACH DANN irgendwann meinen Chef darauf an (ich arbeite als medizinische Fachangestellte in der Radiologie). Ich sagte ihm, dass es mir nicht so gut gehe und ich schon seit 3 bis 4 Wochen so einen komischen Schwindel hätte, den ich einfach nicht zuordnen könne. Und egal, was ich bisher unternommen hätte: es würde einfach nicht besser. Er meinte dann; „OK, dann machen wir mal schnell ein MRT. Ohne Kontrastmittel da wird sowieso nichts dabei rauskommen“. Nach 15 bis 20 Minuten im MRT kam meine Kollegin und meinte: „Wir müssen jetzt doch Kontrastmittel geben.“ Und da wusste ich natürlich, da ich ja vom Fach bin, dass da irgendetwas auffällig war und bekam Panik. Ich brach das MRT erst mal ab und rief meine Eltern an, dass sie bitte kommen sollten, weil ich Angst vor einem Tumor oder Ähnlichem hatte.

BEI DEM ANSCHLIESSENDEN MRT mit Kontrastmittel zeigte sich ein Entzündungsherd, der aber nicht zuzuordnen war. Also hieß es: Abwarten, und Kontroll-MRT nach ein paar Wochen. Ich machte mir dann irgendwann keine Gedanken mehr drüber. Der Schwindel verschwand und ich fühlte mich wieder gut, weswegen ich mich damit nicht mehr beschäftigte.

UND DANN, UNGEFÄHR ein Jahr später, fühlte ich mich plötzlich permanent müde und sehr schlapp und wachte, nach circa einer Woche der Müdigkeit, mit einem Kribbeln im Gesicht auf. Ich wunderte mich ein bisschen und dachte, ich hätte vielleicht falsch gelegen über Nacht. Ich dachte erst mal nicht weiter darüber nach und ging normal zur Arbeit. Dort breitete sich dieses Gefühl allerdings weiter aus und irgendwann wanderte es dann auch in den Zungenbereich, was mich sehr beunruhigte. Daraufhin sprach ich meinen Chef wieder an, der mich sofort ins MRT geschickt hat. Ergebnis: wieder neue Entzündungsherde.

DANN GING ALLES schnell. Ich kam ins Krankenhaus; verängstigt, wie das so ist, wenn man mit diesem Gefühl konfrontiert ist, dass da irgendetwas los ist im eigenen Körper, was man nicht benennen kann.

ICH MUSSTE SOFORT ins Krankenhaus und nach diversen Untersuchungen, Tests und der Entnahme des Gehirnwassers (Lumbalpunktion) sagten mir die Ärzte, dass ich ziemlich sicher MS hätte. Ich fühlte mich überfordert mit meinen 23 Jahren, weil

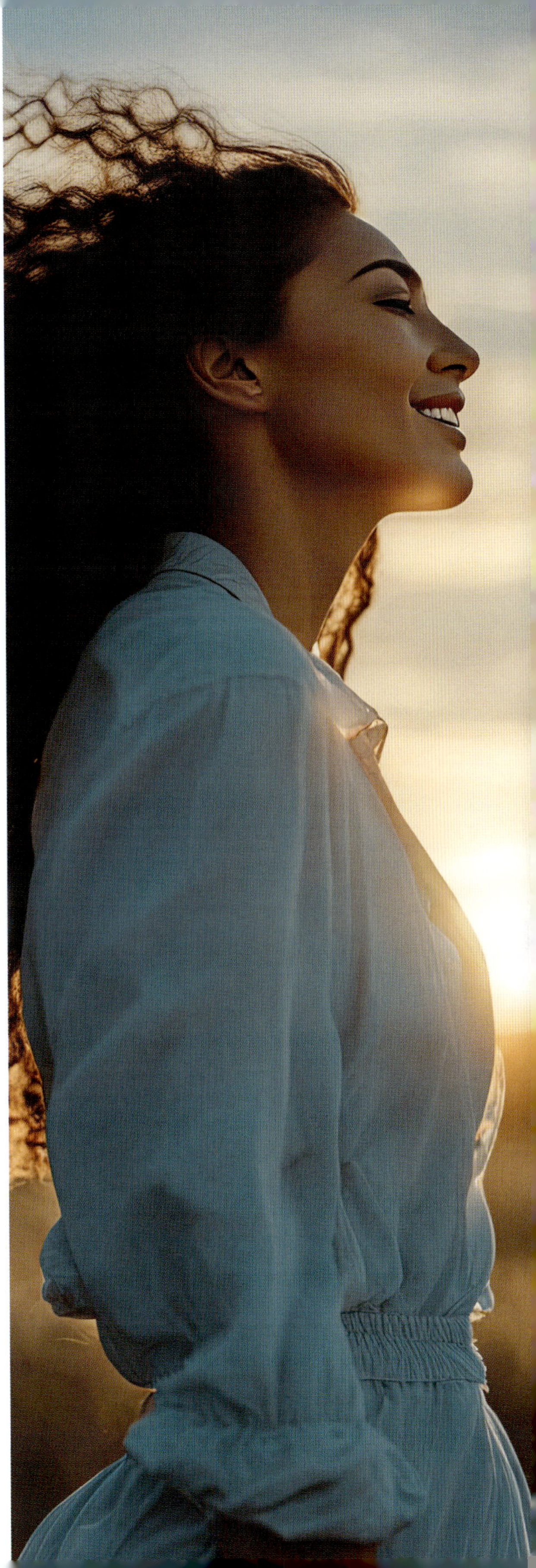

man da andere Sachen im Kopf hat, als krank zu sein. Man legte mir dann nur Broschüren zur Information über diese Krankheit aufs Bett, und ich war dann allein mit all dem, denn zu dem Zeitpunkt waren meine Eltern leider im Urlaub. Ich fiel in ein tiefes Loch.

Die Sache mit den Broschüren scheint Methode zu haben. Ich wurde auch so mit all meinen Fragen und Ängsten allein gelassen. Wie ging es dir damit, auf einmal unheilbar krank zu sein?

DIE ERSTEN 3 Jahre steckte ich das alles nicht so gut weg. Ich war traurig und ängstlich. Sehr ängstlich, weil man ja nicht weiß, was auf einen zukommt. Und mit diesem Schub hatte ich einige Monate zu kämpfen, bis sich die Symptome langsam zurückbildeten. Ich fragte mich immer: Was kommt wieder zurück? Was bleibt? Ich hatte ein komplett taubes Gesicht und noch andere Empfindungsstörungen am Körper, die mich nicht ganz so störten, aber trotzdem unangenehm waren. Und dann war das große Fragezeichen: Wie geht es weiter? Welche Therapie? Lande ich irgendwann im Rollstuhl?

ICH BEGANN IM Internet zu recherchieren, was mir gar nicht gut tat. Ich habe dort, wohl auf den falschen Seiten, zu viel Negatives gelesen. Und leider gab es auf diesen Seiten auch ganz viele MSler, die ihre Krankheit wie ein Schild vor sich hertrugen und sich im Prinzip auch ein bisschen damit „brüsteten“, wie schlimm es ihnen geht, wer am schlimmsten betroffen ist und wer das schlimmste Schicksal hat. Zumindest war das mein Empfinden zu dem Zeitpunkt. Ich war am Boden zerstört.

Welche Rolle hatten deine Familie und deine Freunde für dich?

MEINE FAMILIE HAT mich unterstützt und versucht, so gut wie möglich für mich da zu sein. Allerdings war es anfangs sehr schwer, an mich ranzukommen. Eltern, Geschwister und Freunde redeten auf mich ein, was es für mich aber nur schlimmer machte. Ich wollte für mich erst mal verstehen, was da auf mich zukommt. Ich sagte immer: Lasst mich gehen, es ist schwer, aber ich muss es selbst schaffen.

RATSCHLÄGE VON AUSSEN waren in dem Moment eher belastend und erdrückend. Ich finde es immer schwierig, wenn man Ratschläge bekommt von Menschen, die sich nicht wirklich in mich hineinversetzen können. Wie auch? Man befindet sich in dieser Situation in einer Hilflosigkeit und Machtlosigkeit, die die Übermacht haben. Das Problem ist das Gefühl, dass mich die Krankheit überall findet, auch wenn ich mich zuhause unter meiner Bettdecke verstecke. Egal, wo ich glaube, Schutz zu finden: Es funktioniert nicht. Aber tief in mir wusste ich immer: Ich werde es schaffen und mich nicht unterkriegen lassen. Nur wusste ich nicht, wie lange es dauern wird.

VIELE FREUNDE WAREN sehr überfordert und ablehnend. Sie waren sauer, weil ich mich nicht groß gemeldet hatte. Aber nicht, weil ich es nicht wollte, sondern weil ich es nicht konnte! Ich war leider zu sehr mit mir und meiner Angst beschäftigt, aber es war Teil meines Prozesses, um es irgendwann zu akzeptieren. Trotzdem habe ich mich durch deren Ablehnung im Stich gelassen gefühlt, und hätte mir damals gewünscht, dass sie mich nicht verurteilen, was meine Gefühlslage natürlich nicht besser machte zu dem Zeitpunkt. Aber die Ablehnung half mir auch, Dinge klarer zu sehen und irgendwann war es dann auch nicht mehr so schlimm, weil ich mich dafür entschied, dass ich diese Art Menschen nicht in meinem Leben brauche. Mit dieser Entscheidung ging es mir besser, weil der Druck wegfiel. Das hat zwar gedauert, aber ich vermisse diese Menschen nicht in meinem Leben. Das ist einer der positiven Aspekte an der Krankheit, die ich auch sehe. Die natürliche Auslese.

Was hat die MS mit deinem Seelenleben gemacht?

ICH HATTE GROSSE Probleme mit meiner Psyche, litt unter Panikattacken, die auch leider immer wieder mal Thema sind, wenn sich akute Symptome zeigen. Zum Glück weiß ich, dass die Verschlechterung meiner Psyche und meine Panikattacken immer nur auftreten, wenn ich einen akuten Schub habe, und dass es aber besser wird, wenn der Schub abklingt und ich mich damit versöhne. Es sind einfach viele Prozesse, die ich habe lernen müssen.

ABER EIN PUNKT, der mir sehr geholfen hat, war mein Hund. Meine kleine Maja, eine schwarz-weiße französische Bulldogge, mit einem herrlich lustigen Charakter. Mit ihr habe ich es geschafft, meiner Krankheit nicht mehr so viel Beachtung zu schenken. Ein großartiges und befreiendes Gefühl, denn sie hat Zuneigung und Hilfe gebraucht, genauso wie ich. Wir haben uns also gegenseitig das gegeben, was wir gebraucht haben. Damit habe ich es geschafft, aus dem Loch rauszukommen und langsam wieder zu leben. Sicher habe ich weiterhin Respekt vor dieser Krankheit, aber ich lasse mich von dieser Angst nicht leiten. Ich versuche, immer das Positive aus einer Situation rauszuholen, auch wenn es in einer akuten Situation nicht immer gleich möglich ist.

Wie hat dir die Musik geholfen?

AM ANFANG DER MS habe ich mich von der Musik abgewandt, die ich doch eigentlich so sehr liebte. Aber auch eher, weil ich traurig war und mich gar nicht darauf konzentrieren konnte. Allerdings habe ich immer gewusst, dass Musik ein Teil von mir ist und dass sie mir hilft; auch beim Verarbeiten meiner Krankheit. Ich liebe es, etwas zu erschaffen und andere Menschen mit meiner Musik zu berühren. Ich habe mit der Musik angefangen, als ich acht Jahre alt war. Mit Beginn der MS aber hatte ich mich leider davon abgewandt. Erst vor zwei Jahren habe ich aktiv wieder damit angefangen, so aktiv wie nie zuvor. Die Musik gibt mir sehr viel Kraft.

Du hast ein Lied geschrieben, das du auch mit einem Video zusammen auf YouTube veröffentlicht hast. Wie ist es dazu gekommen?

ALSO DER SONG entstand durch meinen letzten schlimmen Schub im August 2022! Ich war aus dem Leben gerissen von jetzt auf nachher. Sieben Jahre war nichts und „bäm“, da war sie wieder, die MS, und zwar so heftig wie noch nie. Ein langer Weg lag da noch vor mir! Sechs Monate krankgeschrieben, Arztbesuche, Krankenhausaufenthalt, Cortison-Stoßtherapie, Umstellung meiner Therapie, Reha, Papierkrieg, Hilflosigkeit, Angst, aber auch der Mut! Ich wusste, egal wie, ich werde es schaffen. Ich habe mir vertraut. Auch wenn es eine Herausforderung war und ein ständiger Kampf gepaart mit Panik! Es war schwer, aber ich wusste, ich werde nicht aufgeben und der Krankheit trotzen. Und genauso ist auch dieser Song entstanden. Gerade bei dieser Erkrankung ist es wichtig, zu akzeptieren, und zwar die Sachen, die man nicht ändern bzw. beeinflussen kann und wenn man das schafft, dann findet man Ruhe und schöpft Kraft. Der Song ist genau diese Reise, dieser Kampf, der in mir stattgefunden hat zu der Zeit.

Wie heißt dein Song und was bedeutet er für dich?

MEIN SONG HEISST: „ES TUT NICHT MEHR WEH“ WEIL:

ICH AKZEPTIERE

ICH RESPEKTIERE

ICH DARAN WACHSE

ICH NICHT AUFGEBE, KÄMPFE

ICH MICH FREU, AUF ALLES, WAS DA NOCH KOMMT.

DER NEBEL IM Video symbolisiert all das, was um uns Schlechtes herum ist, und was wir nicht ändern können. In meinem Fall die MS. Mal ist er dichter, mal lichter, aber ist immer da. Aber man selbst entscheidet, ob man sich durch den Nebel kämpft oder sich darin verirrt, und man nicht mehr zu sich selbst findet.

Magst du uns mitteilen, wie der Text lautet?
„Es tut nicht mehr weh“

“

REFRAIN:
Alles gut es tut nicht mehr weh
Es war schwer, doch es ist ok
Mir gehts gut und das ist, was zählt

VERSE 1:
Plötzlich bleiben die Uhren stehen
Mein Kopf, der funktioniert, mein Körper
macht, was er will
Nichts mehr wie es einmal war
Die Wolke sie bricht, der Regen Gefahr

Auf einmal ist keine Sonne mehr da
Die Mauern grau alles ist wie im Schlaf
Der Wind weht schwach, doch ich weiß es
wird vorüber gehen

VERSE 2:
Der Sturm er bläst heftig durch mein Haar
Doch Gott hat diesen einen Plan
Er bringt mir die Kraft, die mich tragen
lässt,
All die Last dass ich nicht zusammen brech´

Die Vögel leise, doch ich hör sie singen
Der Berg ist hoch, doch ich kann ihn erklim-
men

BRIDGE:
Ich kämpf um mich,
Halt zusammen was zerbricht.
Ich glaub an dich,
führ mich ran ans Licht.
Ich kämpfe um mich,
Hör auf das was in mir spricht.
Ich geh den Weg mit dem Glauben

(Text von Samantha Avastia (Samasa), Co
Writer: Kevin Sander, Produzenten: Dennis
Jenne und Carlos Bauer Da silva)

Wo findet man dich und den Song?

MEIN KÜNSTLERNAME IST „SAMASA". Der Name entstand durch meinen Erst- und Zweitnamen: Samantha Amasa. Unter dem findet man mich auch auf YouTube, Facebook oder Instagram. Da findet man dann mehr zu meiner Person und meiner Musik.

DER LINK ZU dem Song „Es tut nicht mehr weh" lautet: https://www.youtube.com/watch?v=QlFxZyICEDY

Mit welchen Symptomen hast du heute noch zu kämpfen?

MEIN SCHLIMMSTES SYMPTOM ist meine starke chronische Müdigkeit. Egal wie viel ich schlafe, ich bin oft trotzdem sehr müde und fühle mich energielos. Ich kann mich dann nur sehr schlecht konzentrieren und muss meistens schlafen, um etwas besser zu funktionieren. Das war auch der Grund, warum ich meinen Job reduziert habe, was mir wieder mehr Kraft für anderes gegeben hat. Ansonsten habe ich mittlerweile Probleme mit meinem rechten Bein durch den letzten Schub. Es ist schneller müde als das andere und ich habe da eine Fußheber-Schwäche. Empfindungsstörungen verteilt am Körper, vor allem an der rechten Hand; gepaart mit Kraftlosigkeit. Chronische Schmerzen, Tinnitus, was gerade nachts sehr belastend sein kann. Worunter ich auch sehr leide, sind Darmentleerungsprobleme. Ich kann oft tagelang nicht auf die Toilette, das ist sehr unangenehm und macht blödes Bauchweh. Aber alles Sachen, mit denen ich gelernt habe umzugehen und ich kann trotzdem sehr gut damit leben.

MEIN SCHLUSSWORT? DIE KRANKHEIT HAT MIR GEZEIGT, WIE SCHNELL EINEM DINGE GENOMMEN WERDEN KÖNNEN UND DASS WIR NUR EINMAL LEBEN!

DESWEGEN MÖCHTE ICH meiner MS auch auf eine Art danken. Sie macht es für mich deutlicher, dass nichts selbstverständlich ist und gleichzeitig nehme ich aber Abstand von ihr, um für mich eine glückliche und zufriedene Zeit im Hier und Jetzt zu haben. Ich bin zuversichtlich und freue mich auf alles, was noch kommt.

Samantha, ich danke dir ganz herzlich für dieses offene und sehr lebendige Gespräch. Selbst ich als alter „MS-Hase" habe noch einiges von dir lernen können und ich denke, dass du eine Inspiration für andere bist, die vielleicht zwischendurch ihren Mut verloren haben. Ich wünsche dir nur das Beste und zeig der MS weiterhin, was eine Harke ist.

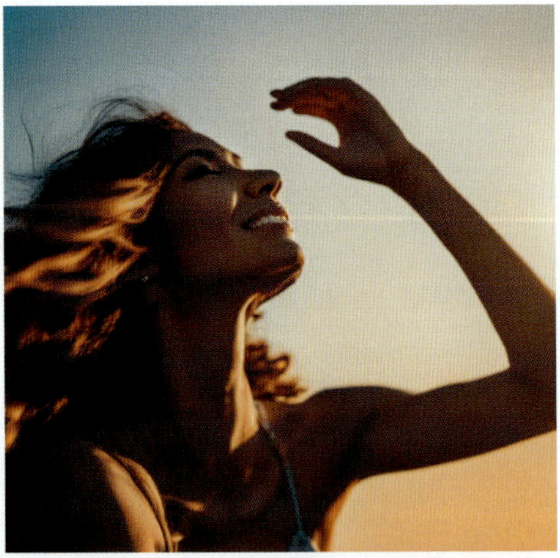

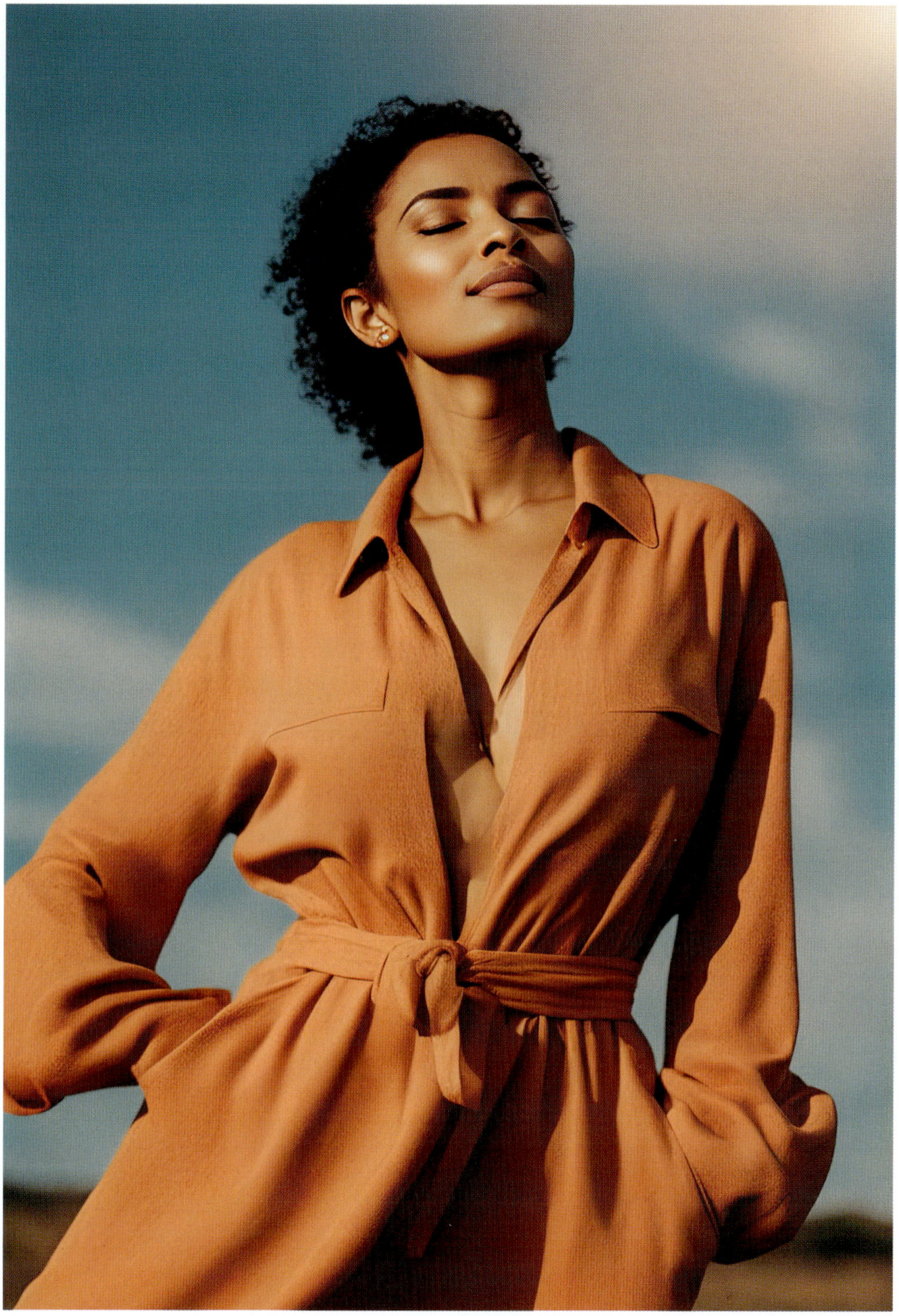

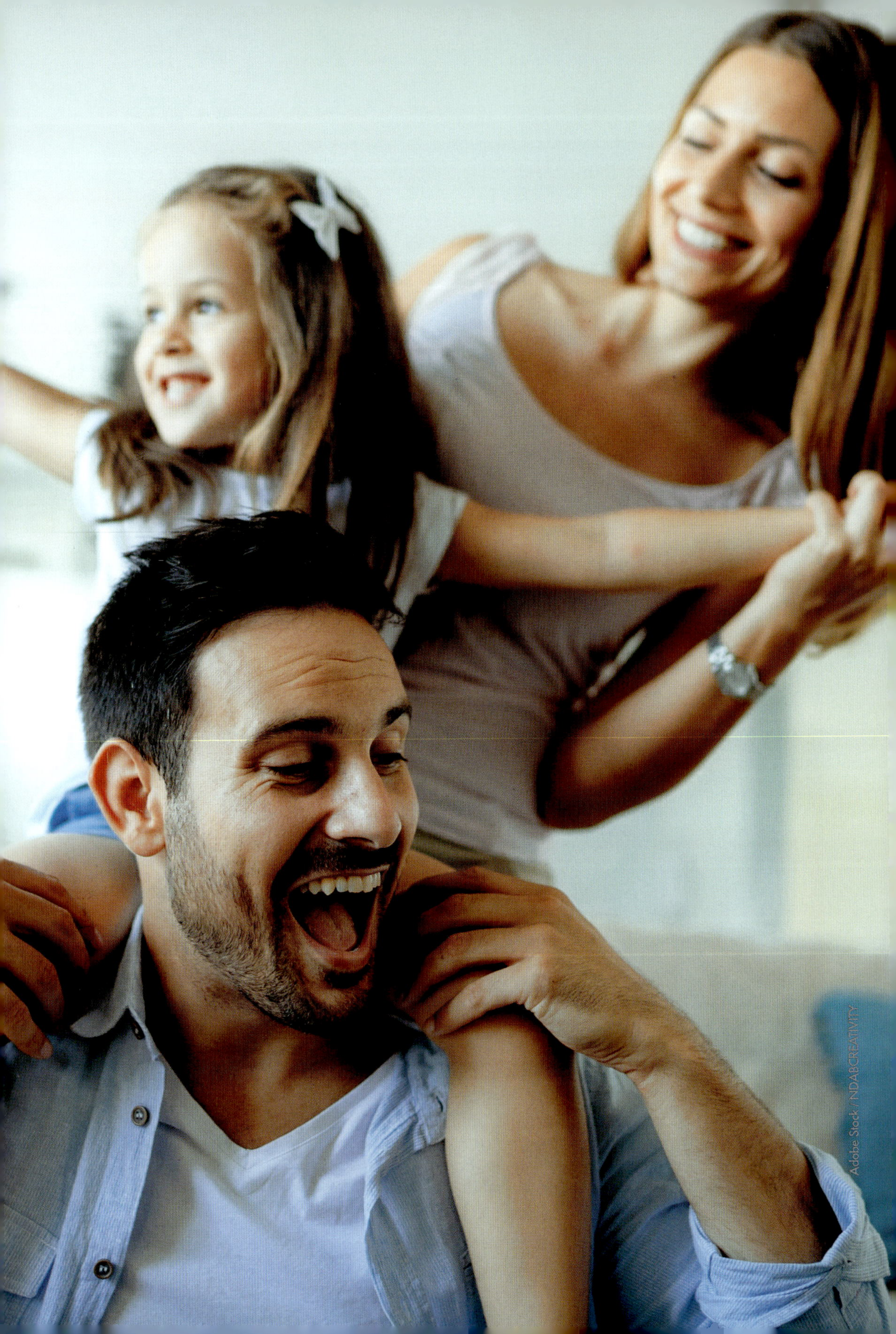

Adobe Stock / NDABCREATIVITY

DIE GO'S UND NO'S

Wie du mit den Menschen in deiner Nähe am besten umgehst. Wenn dein Umfeld nicht weiß, wie es dir helfen kann, red' Klartext.

KOMMU-NIKA-TION.

Aller Anfang ist schwer und außerhalb deiner geschützten Umgebung wird es Menschen geben, die nicht wissen, wie sie mit dir umgehen sollen und sich deswegen lieber von dir abwenden, als dich zu fragen, wie sie dir helfen können.

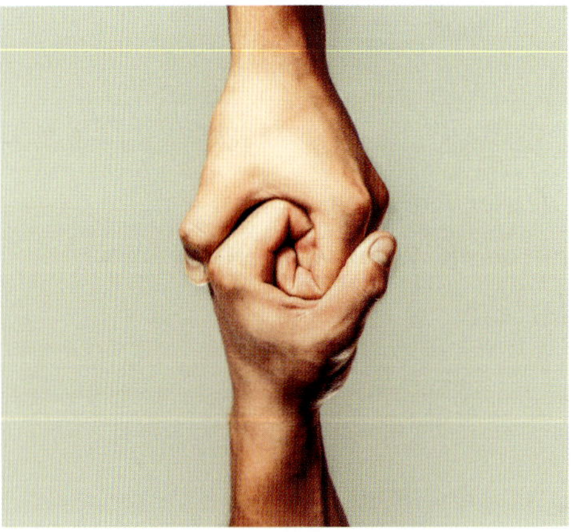

DU WIRST ES unter Umständen selbst nicht wissen, da du selbst zu sehr in dir, deiner Unsicherheit und deinen Ängsten gefangen bist.

“

MÖGLICHERWEISE HELFEN DIR folgende Sätze, die du deiner Umwelt gerne sagen möchtest, damit es für alle Parteien ein entspanntes Miteinander gibt:

- HILF MIR, EIN positives Mindset zu entwickeln und/oder zu behalten. Verhilf mir zu einer gesunden Ignoranz und Resilienz innerhalb und außerhalb meines (geschützten) Umfeldes.
- SEI ANSPRECHPARTNER ODER sogar eine Art Pate für mich. Hilf mir bei einem Netzwerkaufbau für die Momente, in denen ich nicht mehr weiter weiß und Institutionen wie die DMSG e.V. oder die Amsel e.V oder auch meine Selbsthilfegruppe für mich nicht erreichbar sind.
- INFORMIERE DICH BITTE über die Krankheit. Für mich ist auch alles neu und ich kann es selbst kaum erklären.
- AKZEPTIERE MEIN „NEIN“, wenn ich mich mal wieder müde und erschöpft fühle oder wenn ich mir eine Unternehmung wie z.B. eine Wanderung oder einen Konzertbesuch nicht zutraue. Glaube mir, dass ich alle Optionen gedanklich durchgespielt habe, aber ich bin heute nicht Herr über meinen Körper.
- NIMM MICH IN den Arm, wenn Worte nicht mehr helfen.

Adobe Stock / Yevhen

GO'S

- HÖR MIR ZU, nimm mich ernst und akzeptiere meine (unsichtbare) Begleiterin.

- FRAGE MICH NUR, wie es mir geht, wenn es dich auch wirklich interessiert und du bereit bist, es zu hören.

- TUSCHELT NICHT – REDET mit mir und nicht über mich.

- SEI AUFRICHTIG ZU mir. Sage mir, wenn du etwas nicht verstehst oder du es dir nicht vorstellen kannst. In manchen Fällen kann ich dir dann vielleicht die Bilder für deinen Kopf geben. Es ist sonst schwer, eine unsichtbare Krankheit an jemanden zu vermitteln, der diese Krankheit nicht hat.

- BETEILIGE DICH NICHT an der Gerüchteküche in Sachen MS. Ein Rollstuhl ist kein MUSS, Dienstunfähigkeit ist kein MUSS, Laufen mit Hilfsmitteln ist kein MUSS. MS bedeutet: Alles KANN, NICHTS muss.

- BITTE TU NICHT so, als seist du ein Experte, indem du mir sagst, dass du genau weißt, wie ich mich fühle. Denn sind wir ehrlich: Kannst du das wirklich? Als gesunder Mensch?

- ICH WILL NICHT dein Mitleid – ich wünsche mir dein Verständnis.

- HILF MIR, MICH mit meiner Krankheit zu arrangieren.

Ich bin sicher, dass es mithilfe dieser Sätze schon deutlich einfacher wird für dich und die Menschen, an denen dir etwas liegt. Das heißt nicht, dass nicht ein langer Weg vor euch liegen kann.

MIT KILLER-SÄTZEN UMGEHEN LERNEN

LEIDER BIN ICH mir auch sicher, dass du früher oder später mit Menschen konfrontiert werden wirst, die dir kuriose, freche, entwürdigende oder einfach, aus Unwissenheit, dumme Sätze vor den Latz knallen. In meiner Zeit mit den zwei Buchstaben habe ich mal „die Besten" gesammelt, die ich dir hier vorstelle.

- „DU HAST MS? Du läufst ja noch!"
- „ICH BIN ZURZEIT auch immer müde, das liegt am Wetter."
- „DER KUMPEL MEINES Arbeitskollegen, er hat die richtige MS, denn der sitzt im Rollstuhl."
- „BIST DU DENN überhaupt noch geschäftsfähig, wenn du es an den Nerven hast?"
- „VERSUCH ES MAL mit Hypnose. Dann weißt du, woher du diese Krankheit hast, und du kannst etwas dagegen machen."
  Ist das dein Ernst?
- „WENN DU JEDES Mal absagst, nur weil es dir nicht gut geht, dann brauchen wir uns auch gar nicht mehr verabreden. Weil es dir ja den Rest deines Lebens nicht gut gehen wird."
- „WIE KOMMST DU dazu, dich wegen so ein paar Problemen so lange krankschreiben zu lassen?"
  Sag nichts, dreh dich um und geh.
- „MS IST EINE psychische Erkrankung."

NO'S

- „WARUM TRENNT DEIN Mann sich nicht von dir? Was will er denn mit einer kranken Frau? Irgendwann kommen noch der Rollstuhl und noch später die Windeln dazu. Das hat er nicht verdient!“
- „MS? KANN MAN damit überhaupt leben?“
- „STEH AUF, DU musst nur wollen!“
- „OH MEIN GOTT, du wirst im Rollstuhl sitzen!“
- „GEHIRN- UND NERVENZELLEN wachsen wieder zusammen!“
- „STELL DICH NICHT so an. Du musst nur mehr Sport machen und die Ernährung ist auch ganz wichtig.“
- „MS? DAS IST Muskelschwund“
- „REISS DICH DOCH mal zusammen!“
- „ICH GLAUBE, DU bildest dir das alles nur ein.“
- „ICH BENEIDE DICH, dass du nicht arbeiten gehen musst.“

Alles das wird dir irgendwann begegnen und du wirst lernen müssen, damit umzugehen. Anfangs fiel mir das wirklich schwer, denn es verletzte mich. Aber es war mein Paps, der mir einen weiteren Rat fürs Leben mitgegeben hatte: „Kind, wenn du durchs Leben kommen willst, schaff dir zwei Ohren an. Eins für links und eins für rechts. Und in der Mitte schalte auf Durchzug.“ ***Papa hatte recht: Es hilft definitiv!***

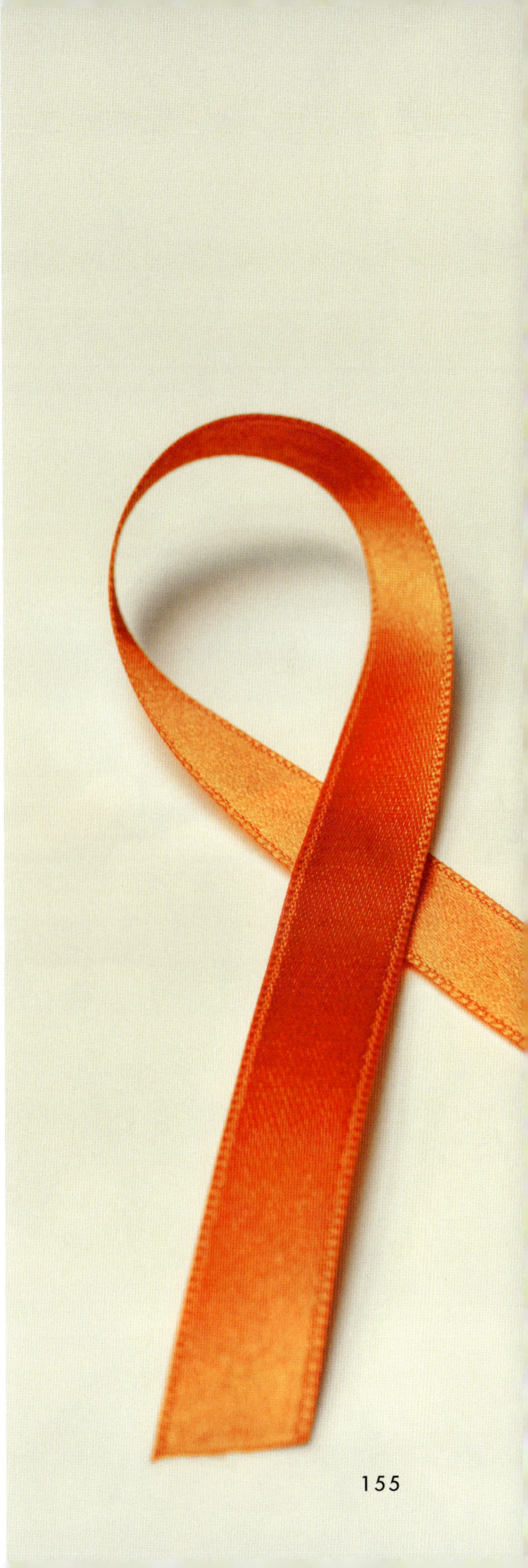

Adobe Stock / nito

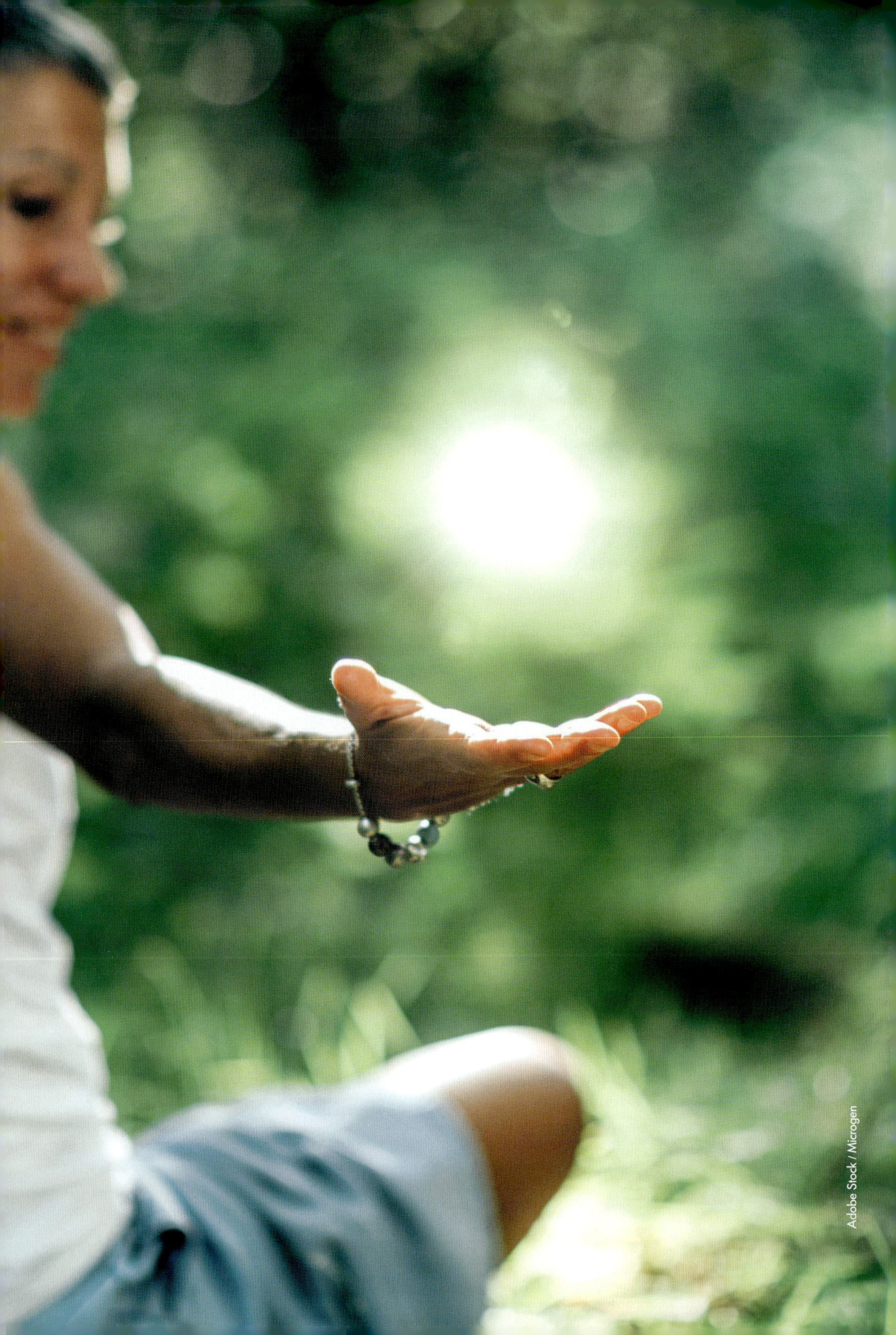
Adobe Stock / Microgen

KAPITEL 16

HILF DIR SELBER

Wie Walt Disney dich dabei unterstützt.

Und warum es sogar unterhaltsam sein kann nach Lösungen zu suchen und neue Wege zu beschreiten.

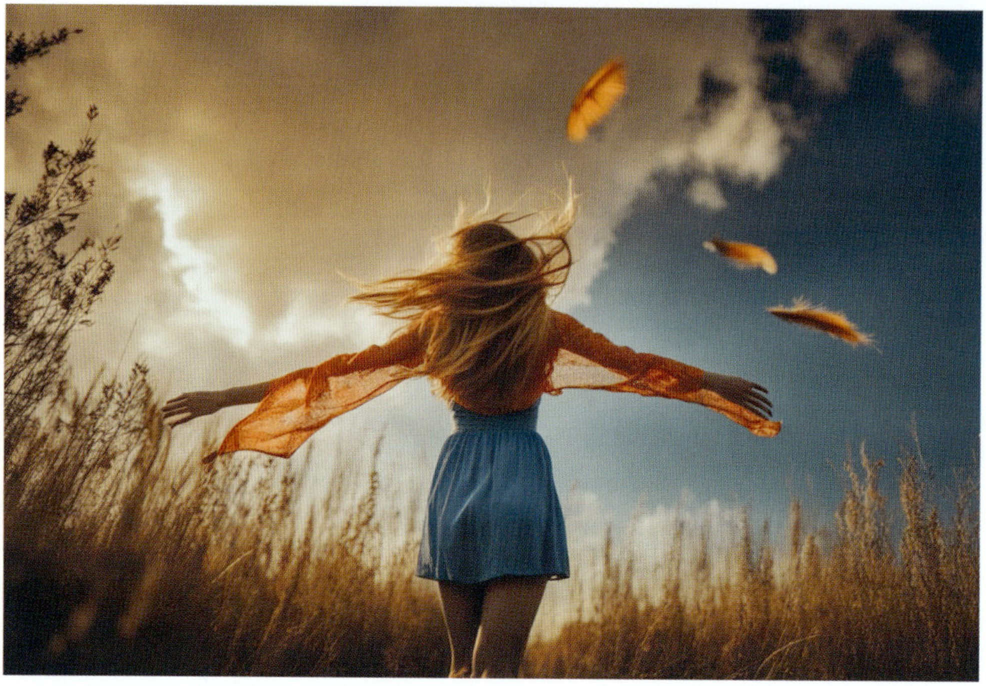

HIER KOMMT NUN die Walt Disney Methode ins Spiel. Diese Methode geht auf einen Mann zurück, der über Walt Disney Folgendes schrieb:

"...there were actually three different Walts: the dreamer, the realist, and the spoiler."

ROBERT BRIAN DILTS (* 21. März 1955), Sachbuchautor, Trainer und Berater im Bereich der pseudowissenschaftlichen Methode des „Neuro-Linguistisches Programmierens"

DIE WALT DISNEY METHODE ist eine effektive Kreativitätsmethode, um scheinbar unmögliche Probleme zu lösen. Viele erfolgreiche Manager setzen sie ein und du kannst das auch. Der Vorteil ist, dass du vollkommen alleine alle deine Probleme lösen wirst, indem du aus drei Blickwinkeln arbeitest.

1. DIE DES TRÄUMERS (the dreamer), der davon ausgeht, dass alles möglich ist.

2. DIE DES REALISTEN (the realist), der sich fragt, mit welchem Wissen und mit welchen Techniken man die Gedanken des Träumers realisieren kann.

3. DIE DES KRITIKERS (the spoiler), der für den Träumer und Realisten die Chancen und Risiken herausarbeitet sowie Lücken und Grenzen aufzeigt. Kurz gesagt: Er hilft, Fehlerquellen aufzuzeigen und äußert Kritik stets konstruktiv und positiv.

MAN KANN DAS Ganze auch als Einzeltechnik anwenden, um Ideen für dich finden, Probleme zu lösen und Entscheidungen zu treffen. Folgende Fragen kommen auf dich zu:

- WAS WÜNSCHE ICH mir?
- WAS IST REALISTISCH und kann als Nächstes umgesetzt werden?
- WELCHE PUNKTE MUSS ich bei der Umsetzung beachten?

UND SCHON SIND wir mittendrin. Ein Wust an Gedanken bricht wahrscheinlich über dich hinein. Wünsche melden sich zu Wort und verursachen, dass Bedenken gehört werden. Es ist ein einziges Chaos. Um diesen Prozess effektiv zu einem Ende gelingen zu lassen, muss er moderiert werden. Das schaffst du folgendermaßen: Versetze dich, nacheinander, in den jeweiligen Charakter. Dazu kann es hilfreich sein, mit Farbkarten zu arbeiten. Rosafarbene für deine Rolle als Träumer, grüne für deine Rolle als Realist und neutrale weiße für deine Rolle als Kritiker. Wenn es dir hilft, nutze drei Stühle, für jeden Charakter einen eigenen und lege die Farbkarte darauf. Manchen fällt es leichter, für jede Rolle einen Disney-Charakter auszuwählen, das macht es plastischer. Mir fällt da als Erstes ein Peter Pan für den Träumer, Mulan für den Realisten und Sebastian aus Arielle, die kleine Meerjungfrau, für den Kritiker ein. Was auch immer für dich funktioniert, mach es. Und dann darf jeder deiner Persönlichkeitsanteile aussprechen.

> *„Irgendwann wirst du dich selbst aus deinem Loch befreien, denn du kannst dich nicht immer auf andere verlassen. Denn sie haben ihre eigenen Leben und ihr eigenes Päckchen, das sie zu tragen haben."*

Ich zeige dir an einem Beispiel, wie es funktionieren kann:

PETER PAN (TRÄUMER):
„Ich wünsche mir eine Goldmedaille bei den Olympischen Spielen! Im 400 m Hürdenlauf. Das wäre mein größter Traum. Ich sehe mich schon auf dem Podest, wie man mir die Goldmedaille dafür um den Hals hängt!"

MULAN (REALIST):
„Okay, kein Problem. Kriegen wir hin. Ich brauche einen Plan. Ich suche mir einen Sportverein heraus und brauche einen Trainer und eine professionelle Ausstattung. Ich werde trainieren und beginnen, an Wettbewerben teilzunehmen."

SEBASTIAN (KRITIKER):
„Moment mal, wie soll das gehen? Du hast MS und sitzt im Rollstuhl! Und dann Hürdenlauf? Wie stellst du dir das vor? Ist das überhaupt machbar? Muss es unbedingt Hürdenlauf sein?

PETER PAN (TRÄUMER):
„Ich fand auch Bogenschießen immer toll."

MULAN (REALIST): „Schnellere Erfolge würde ich mit Bogenschießen erzielen. Ich kann Kontakt zum Deutschen Behindertensportverband e.V. aufnehmen und mich dort inspirieren lassen. Sicher gibt es entsprechende Parasport-Vereine auch in meiner Nähe."

SEBASTIAN (KRITIKER): „Ich sehe dem Training erst mal zu, um zu prüfen, ob es passt. Und ob mir die Leute gefallen."

PETER PAN (TRÄUMER): „Dann bin ich unter Gleichgesinnten, die zwar nicht alle MS haben, aber anderweitig beeinträchtigt sind und finde vielleicht sogar Freunde fürs Leben. Und wenn ich dann auch noch gut bin, wird man mich fördern und möglicherweise auch zu den nächsten Paralympics schicken."

> *Fokussiere all deine Energie nicht auf das Bekämpfen des Alten, sondern auf das Erschaffen des Neuen.*
>
> *(Sokrates)*

DU SIEHST, WORAUF ich hinauswill? Mit dieser Methode kannst du dich, alleine, allem stellen. Behalte dir deine Träume, finde aber auch die Bodenhaftung. Wenn du das als Rollenspiel mit zwei weiteren Personen durchführen möchtest, dann sollte die Rollenverteilung für jeden klar und eindeutig sein. Verwendet eine Timebox, damit im Idealfall jeder Teilnehmer die gleiche Redezeit bekommt. Ganz wichtig: Das Miteinander steht im Vordergrund. Es ist wichtig, sich zu unterstützen und nicht, sich auszubremsen. Denn nur so lassen sich Antworten finden, auf die du so dringend angewiesen bist. Ich bin sicher, innerhalb dieser Walt Disney Methode ist auch ganz viel Spaß für euch alle drin.

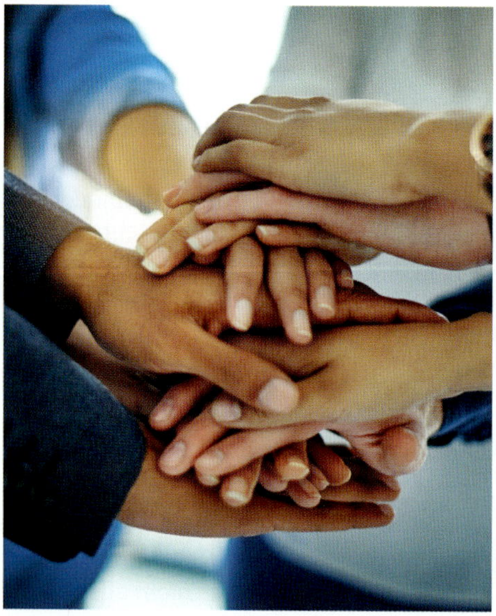

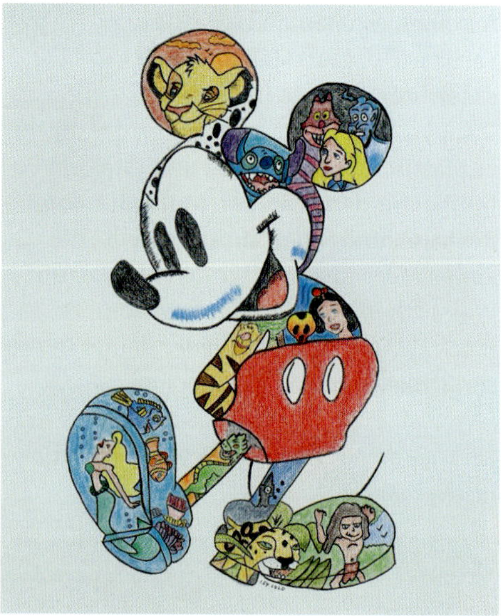

Adobe Stock / zolotareva_elina, Arnell Koegelenberg/peopleimages.com

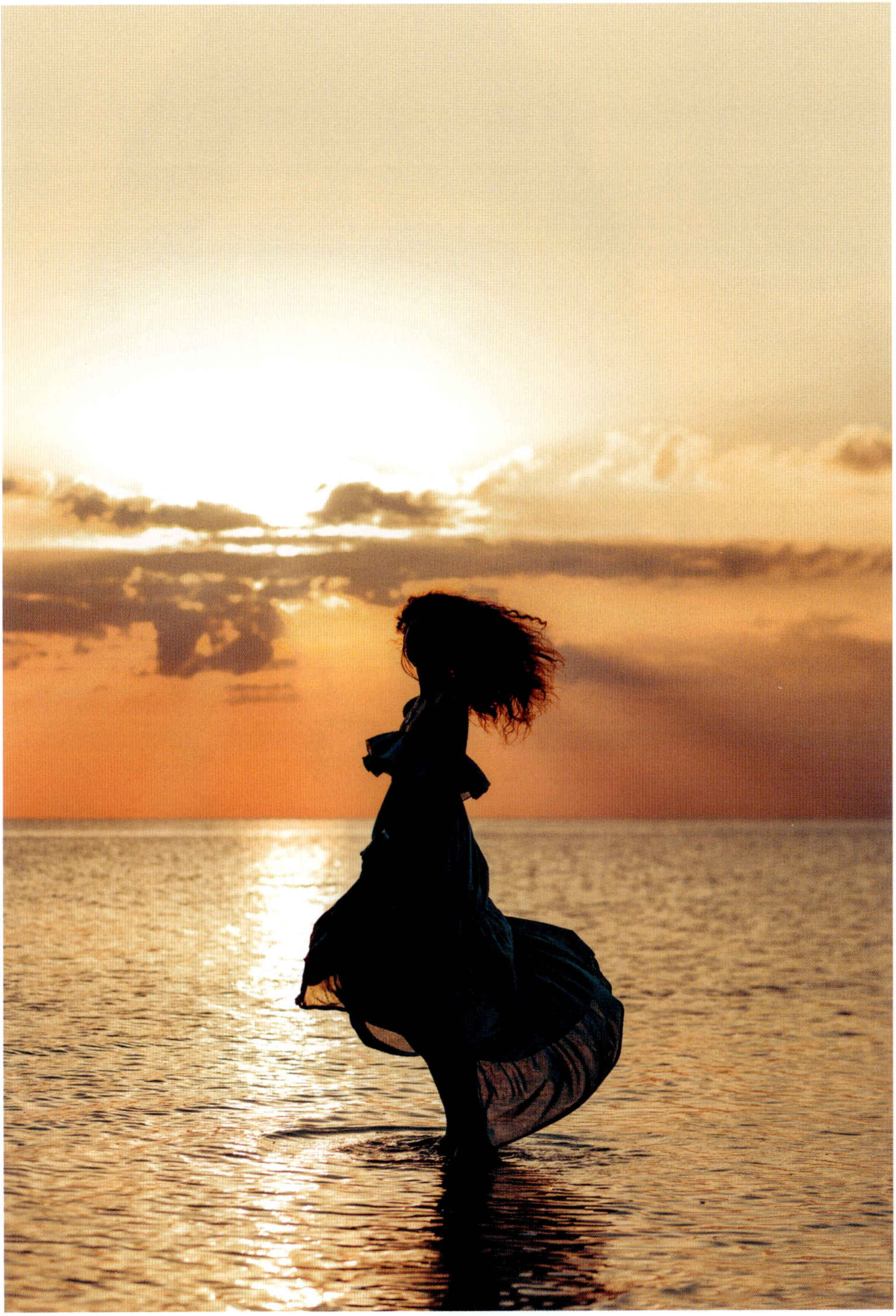

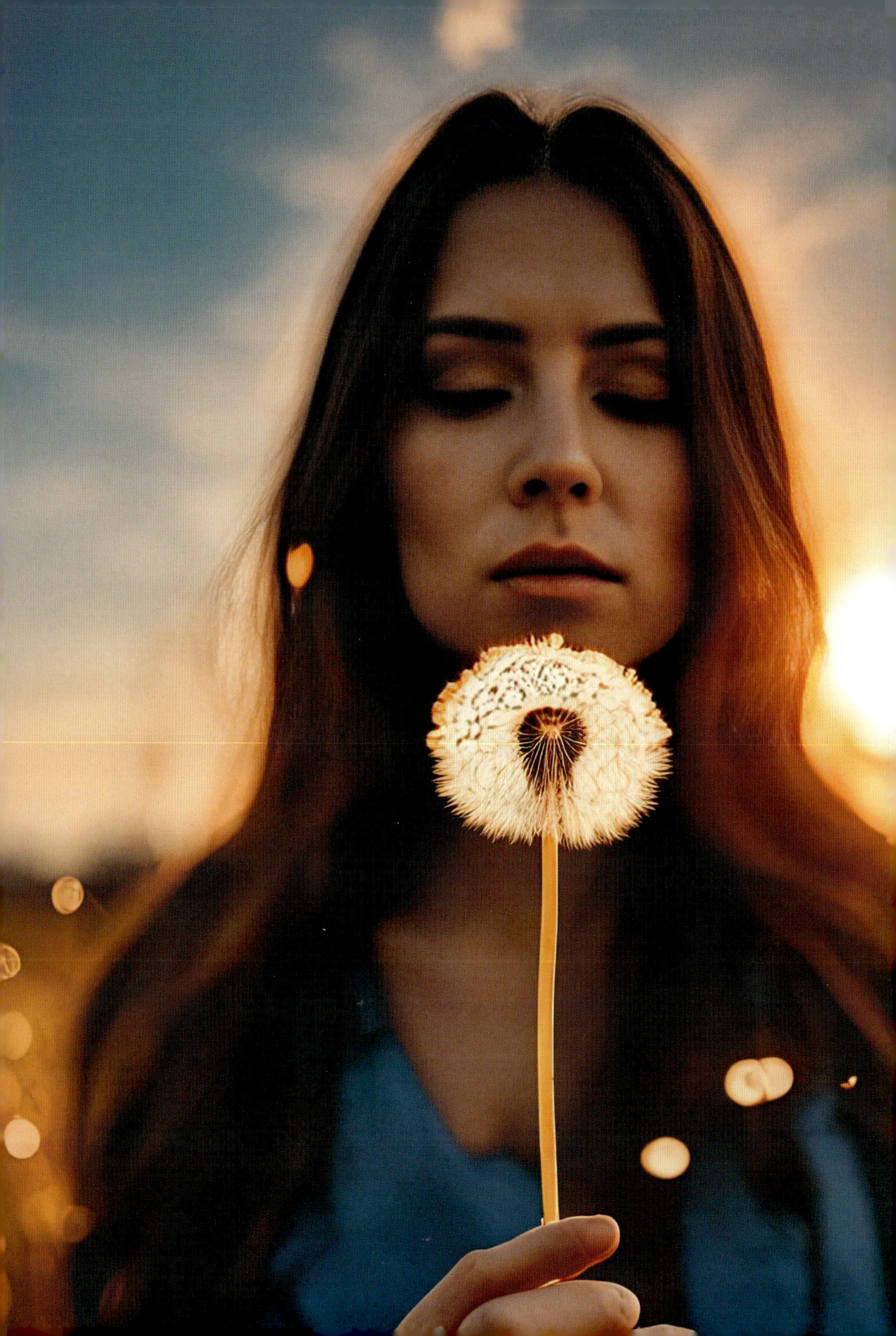

SCHREIB' DEINE EIGENE GESCHICHTE

„We can be heroes, forever and ever.
We can be heroes, just for one day."
(David Bowie)

WERDE HERR DEINES SCHICKSALS

Das hört sich jetzt schwierig an und zugegebenermaßen geht das nicht von heute auf morgen. Es ist ein Prozess, der auch durchaus Jahre dauern kann.

ABER FÜR JEDEN deiner Schritte darfst du unglaublich stolz auf dich sein. Denn jeder dieser Schritte wird dich Kraft kosten. Und Entscheidungen brauchen unheimlich viel Kraft. Vielleicht hast du anfangs Angst, etwas in deinem Leben zu verändern. Aber nur Veränderungen bringen uns weiter. Und auf diesem Weg wirst du dich kennenlernen. Du wirst deine Bedürfnisse kennenlernen. Deine ursprünglichen Wünsche werden sich vielleicht in Luft auflösen, aber an deren Stelle treten neue Wünsche und Träume. Und glaube mir, das ist nicht das Schlechteste.

ENTWICKLE EINE GESUNDE Resilienz. Sie wird dir helfen, dich nach Rückschlägen immer wieder selbst auf die Füße zu stellen und du wirst dein Leben trotz der Krankheit genießen können. Aber Achtung: Die Resilienz kommt nicht einfach auf dich zu und sagt: „Hallo, hier bin ich!" Du musst sie erlernen bzw. dir erarbeiten. Resilienz ist letztendlich die Fähigkeit, sich an neue Herausforderungen anzupassen. Sie ist eine Haltung deines Geistes, denn nur mit der entsprechenden Einstellung gehst du Schwierigkeiten an.

STREICHE DINGE ODER Menschen aus deinem Leben, die dich schwächen, wie zum Beispiel negative Gedanken, Gefühle, zwischenmenschliche Probleme. Das tut dir nicht gut.

NIMM, WAS DAS Leben dir bietet und mach das Beste daraus.

BLEIBE GELASSEN; SETZE Prioritäten.

GLAUBE AN DICH; das macht dich stark.

LEGE DIR EINEN realistischen Optimismus zu; in manchen Fällen macht es keinen Sinn, nach den Sternen zu greifen. Manchmal passiert etwas Unerwartetes, was viel wertvoller ist.

SCHAFFE DIR EIN soziales Netz, das aus Empathie, Kommunikation und guten, zwischenmenschlichen Beziehungen gewebt ist, denn es wird dich auffangen, wenn es nötig ist.

LIEBE DICH SELBST! Du bist einzigartig und ein wunderbarer Mensch.

SUCHE DIR HILFE für schlechte Zeiten und, wenn möglich, bleibe aktiv (zum Beispiel ehrenamtliche Tätigkeiten), denn es stärkt deine Widerstandskraft.

SEI ACHTSAM MIT dir!

DENKE POSITIV UND lerne, das Leben zu schätzen. Du hast nur dieses eine.

LERNE, FLEXIBEL IN deinen Gedanken und deinen nächsten Schritten zu sein.

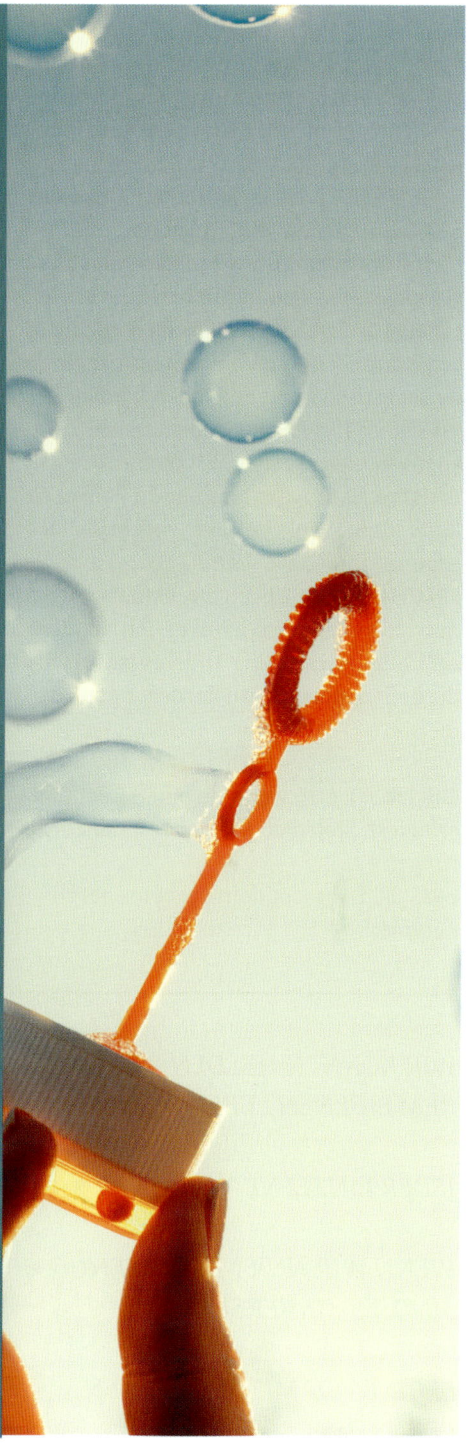

ICH SEHE DAS Leben gerne als ein Schachspiel. Wenn ein Springer meine Strategie zunichtemacht, rücke ich eben mit dem Bauern vor und setze den König schachmatt.
SUCHE DIR ETWAS, was deinem Leben einen (neuen) Sinn gibt. Etwas, auf das du dich stützen kannst, wenn mal wieder ein Tornado über dich hereinbricht.
LERNE LOSZULASSEN UND dich anzupassen, statt einem Ziel hinterherzujagen, das du realistisch nicht erreichen kannst.
WERDE AKTIV! ERGREIFE die Chancen, wenn sie sich ergeben. Probleme lösen sich meist nicht in Luft auf. Aber du kannst sie aktiv lösen. Denke an das Schachspiel des Lebens.
ERSCHAFFE DIR EIN eigenes Mantra. Ob das nun „Ich will es. Ich kann es. Ich schaffe es!“, oder etwas völlig anderes ist. Es wird dir helfen, neue Herausforderungen zu meistern.

GIB NICHT AUF, wenn du einen Rückschlag erleidest. Stell dich auf neue Herausforderungen ein.
LASS SIE DIR nicht deine Lebensenergie nehmen.

“

Dein Atem führt dich. Sieh in dein Herz, das Licht und die Dunkelheit. Um dich selbst zu erkennen, musst du dich beidem stellen.

(Shang-Chi and the Legend of the ten rings. Marvel-Studios 2021)

WIR KÖNNEN HELDEN IN UNSEREM EIGENEN LEBEN SEIN.

JEDER EINZELNE VON UNS.

WENN WIR NUR MUTIG GENUG SIND, ES ZU VERSUCHEN.

SPRING - DAMIT DU FLIEGEN LERNST!

DANKSAGUNG: ES GIBT HELDEN

Menschen, die mich getragen haben und es immer weiter tun

Fußspuren im Sand

1964 Margaret Fishback Powers.

„Eines Nachts hatte ich einen Traum:
Ich ging am Meer entlang mit meinem Herrn.
Vor dem dunklen Nachthimmel erstrahlten,
Streiflichtern gleich, Bilder aus meinem Leben.
Und jedes Mal sah ich zwei Fußspuren im Sand,
meine eigene und die meines Herrn.

Als das letzte Bild an meinen Augen vorübergezogen war, blickte ich zurück. Ich erschrak, als ich entdeckte, dass an vielen Stellen meines Lebensweges nur eine Spur zu sehen war. Und das waren gerade die schwersten Zeiten meines Lebens.

Besorgt fragte ich den Herrn:
"Herr, als ich anfing, dir nachzufolgen, da hast du mir versprochen, auf allen Wegen bei mir zu sein. Aber jetzt entdecke ich, dass in den schwersten Zeiten meines Lebens nur eine Spur im Sand zu sehen ist. Warum hast du mich allein gelassen, als ich dich am meisten brauchte?"

Da antwortete er:
"Mein liebes Kind, ich liebe dich und werde dich nie allein lassen, erst recht nicht in Nöten und Schwierigkeiten. Dort wo du nur eine Spur gesehen hast, da habe ich dich getragen."“

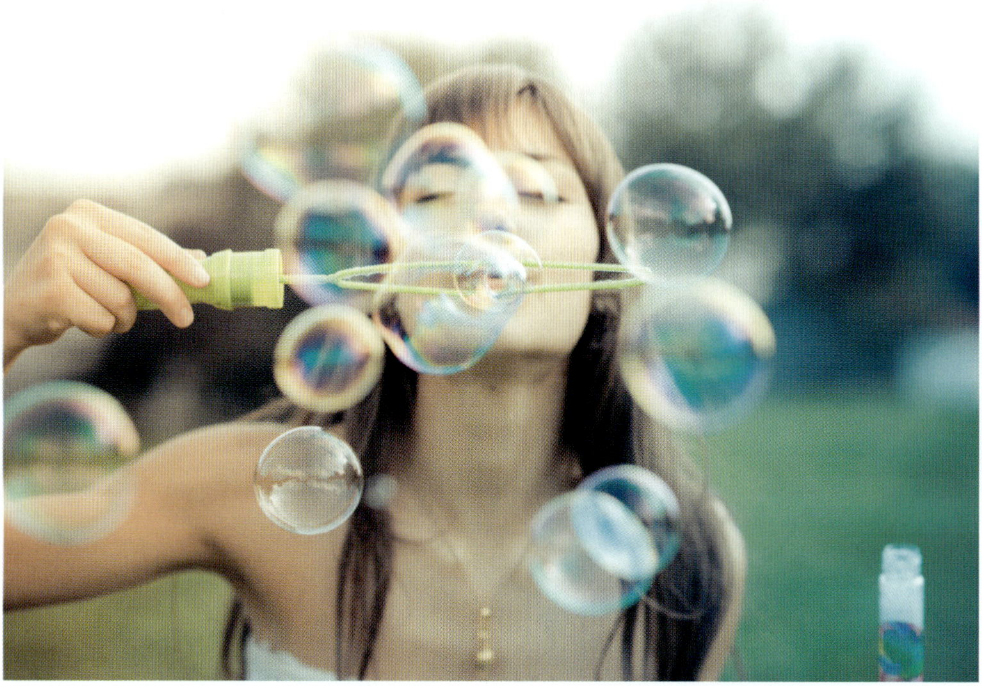

Adobe Stock / Eugenio Marongiu

MIT DIESEM GEDICHT begann ich, die Dinge und die Menschen um mich herum anders zu sehen. Und selbst, wenn man nicht an Gott oder das Universum glauben mag, sind diese Menschen, die für dich deine persönlichen Helden sind, an deiner Seite. Sie sind rar. Sie sind selten. Echte Schätze. Und es wird eine Weile dauern, bis du sie erkennst. Aber wenn du sie dann erkennst, kann ich dir nur raten: Halte sie ganz fest. Denn diese Menschen machen dich zu einem wirklich reichen Menschen.

ICH PERSÖNLICH MUSSTE erst mal Menschen aus meinem Leben streichen. Du wirst dich vielleicht fragen: Was habe ich falsch gemacht? Und ich kann dir zu 100 Prozent versichern: Du hast nichts falsch gemacht. Du bist nur krank geworden und du hast gelernt, Prioritäten zu setzen. Es ist nicht notwendig, dass du „Everybody´s Darling“ bist, denn daran wirst du früher oder später zugrunde gehen.

MEINE HELDEN WAREN diejenigen, mit denen ich nie gerechnet hätte. Da war zum Beispiel mein Physiotherapeut Dennis. Da ich dreimal pro Woche zur Therapie bei ihm, ging entwickelte sich nach und nach eine Freundschaft. Er lud mich zu Veranstaltungen einer kleinen katholischen Gemeinde ein. Ich muss jetzt noch daran denken, wie herzlich ich dort aufgenommen wurde. So viele freundliche, liebevolle und mir wohlgesonnene Menschen habe ich noch nie erlebt. Ich lernte dort auch Julia und Margit kennen, und begann mich mit ihnen zu treffen. Julia nahm mich mit zu einer Geocachingtour mit ihren Kindern und ich erlebte etwas völlig Neues. In den Gesprächen mit ihr und Margit kam ich zur Ruhe. Leider ist der Kontakt zu Dennis, Julia und Margit eingeschlafen, aber ich bedanke mich für die tollen Stunden, die ich mit ihnen verbringen durfte.

DANN WAR DA Margit, meine Kollegin bei der Zeitung. Was ich an ihr geliebt habe, war ihre schonungslose Offenheit. Sie sah es mir immer an, wenn es mir nicht gut ging. Trotzdem haben wir extrem viel gelacht; manchmal, bis uns sogar die Tränen kamen. Ich habe bis heute keine Ahnung, wie sie es immer wieder schaffte, mich aufzumuntern, obwohl ich mich am Boden fühlte.

ARNO UND ELFI haben mir aus einer besonders schweren Situation herausgeholfen. Ohne die beiden hätte ich es nicht geschafft und ich bin ihnen unendlich dankbar für diese Hilfe.

DANN WAR UND ist da Kari, meine beste Freundin. Wir vertrauen uns sehr und das ist wohl auch der Grund, warum ich sie an mich „ranlasse". Sie kennt meine dunkelsten Gedanken, meine Ängste, meine Sorgen. Und sie schafft es immer wieder, mich auf die Beine zu stellen. Sie ist immer für mich da und ich könnte sie sogar nachts anrufen, wenn mich etwas quält. Natürlich beruht das auf Gegenseitigkeit und ich könnte mir keine bessere beste Freundin vorstellen.

EBENFALLS IMMER AN meiner Seite: meine kleine Familie, die mich sehr unterstützt und immer für mich da ist. Ich bin unglaublich froh, sie wieder in meiner Nähe zu haben.

NA JA, UND dann war da noch Polly. Kein Mensch, sondern mein Schäferhund-Mädchen. Sie hat mir so unglaublich viel Freude gemacht. Und seit meiner Diagnosestellung hing sie wie eine Klette an mir. Sie passte auf mich auf. Sie brachte mich zum Lachen. Und ich glaube, dass sie mich erst verlassen hat, als sie spürte, dass es mir besser ging. Das war kurz, bevor ich Jens kennenlernte. Trotzdem vergeht kaum ein Tag, an dem ich nicht an meine vierbeinige Heldin denke.

Danke Polly. Für all die schönen Jahre mit dir.

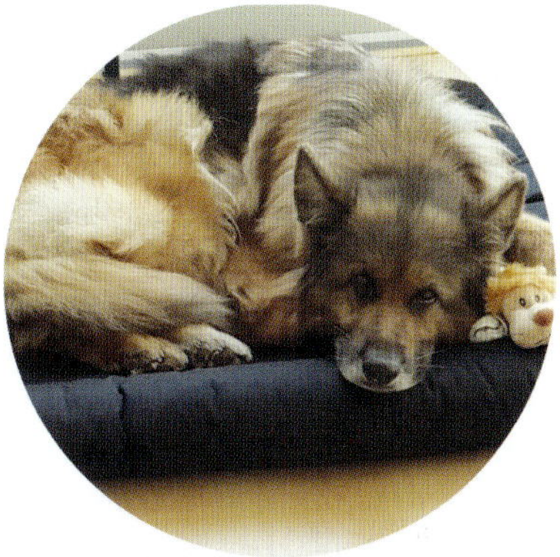

Polly 7.12.2006 – 28.2.2018

SEIT EINER WEILE habe ich einen kleinen Aushilfsjob in einem Verlag für Tiermagazine. Ich habe damals nach einem kleinen, für mich machbaren Job, neben meiner Erwerbsunfähigkeitsrente gesucht. Und etwas bei einem Verlag zu finden, der sich mit der Herausgabe von Hunde- und Katzenmagazinen beschäftigt, war für mich ein echter Jackpot. Ich habe wieder eine kleine Aufgabe und fühle mich gebraucht. Und ich glaube, die Mitarbeiter dort wissen gar nicht, dass sie meine Helden im Alltag sind. Der Umgang miteinander, das gemeinsame Lachen, die kleinen Geschichten der anderen, die man ja doch am Rande mitbekommt, tun mir gut.

ICH HABE IMMER noch Kontakt zu den Menschen, die für die DMSG Rheinland-Pfalz in Mainz, arbeiten. Theoretisch wäre nun, durch meinen Wegzug, der Landesverband Nordrhein-Westfalen für mich zuständig. Aber ich vergesse niemals Menschen, die mich nicht alleine lassen. Und die „Mainzer" haben mich eben nie im Regen stehen lassen. Viele Gespräche, Ratschläge, Empfehlungen – und ich könnte hier noch viel mehr aufführen – haben mich lernen lassen, was die MS überhaupt ist und mir den Weg geebnet. Klar, den Weg musste und muss ich alleine gehen. Aber ich bin dankbar für die Richtung, die mir gegeben wurde.

JETZT KOMME ICH zu dem wichtigsten Menschen in meinem Leben. Jens. Er ist meine große Liebe, von der ich nie gedacht hätte, sie in meinem Leben zu finden. Jens ist mein Halt, mein Hafen, mein Anker, mein Fels in der Brandung. Mein Ritter in strahlender Rüstung. Jens ist niemand, der viele Worte braucht. Er sattelt sein Pferd und schmiedet sein Schwert im Stillen. Er würde gegen die Starken der Welt kämpfen, durch brennende Städte, reißende Fluten und die schlimmsten Stürme reiten aus einem einzigen Grund: um mich zu retten; um mich in seine Arme schließen zu können. Vielleicht klingt das alles furchtbar kitschig; das ist mir allerdings egal. Bei Jens kann ich sein, wer ich bin. Bei ihm kann ich mich fallen lassen und öffnen. Für ihn bin ich nicht die „Kranke". Für ihn bin ich einfach nur sein geliebtes Käferchen. Und er hat eine großartige Einstellung. Als ich ihn kennenlernte, erzählte ich ihm kurze Zeit später von meiner MS. Ich hielt es nur für fair, denn wir wissen ja: Alles kann, nichts muss. Für mich war es wichtig, dass er die Wahl hatte, mich unter diesen Umständen weiter kennenlernen zu wollen, denn er hat einige Jahre vorher seine geliebte Frau an den Krebs verloren. Er hätte Angst haben können, dass ich plötzlich zum kompletten Pflegefall werde. Aber er sagte etwas ganz Wunderbares: „Wenn du wirklich irgendwann nicht mehr tanzen können solltest, dann machen wir eben Rollstuhltanz". Mit diesem Satz hat er sich in mein Herz geschlichen. In den bisherigen, gut vier Jahren unserer Partnerschaft sind wir schon gemeinsam durch die Hölle gegangen. Aber das hat uns und unsere Liebe füreinander nur noch stärker gemacht. Schatz, ich liebe dich – für immer und einen Tag...

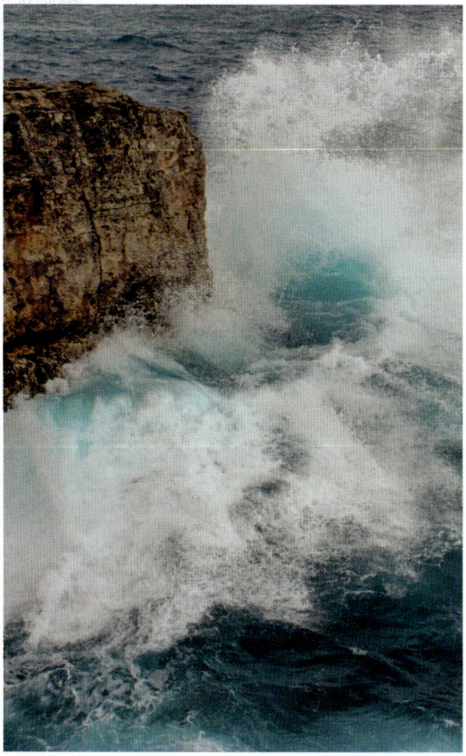

Adobe Stock / KatrinDreher, aleksc

AUCH IMMER AN meiner Seite – wenn auch aus einer anderen Perspektive. Mein Paps. Bald jährt sich sein 25. Todestag und ich nehme es ihm heute noch übel, dass er mich einfach so verlassen hat. Aber er hat mir etwas ganz Wunderbares hinterlassen. Einen kleinen Rat:

Liebe Irene!
Immer wenn man meint, es
geht nicht mehr, kommt von
irgendwo ein Lichtlein her.

Dein Vati
Juni 79.

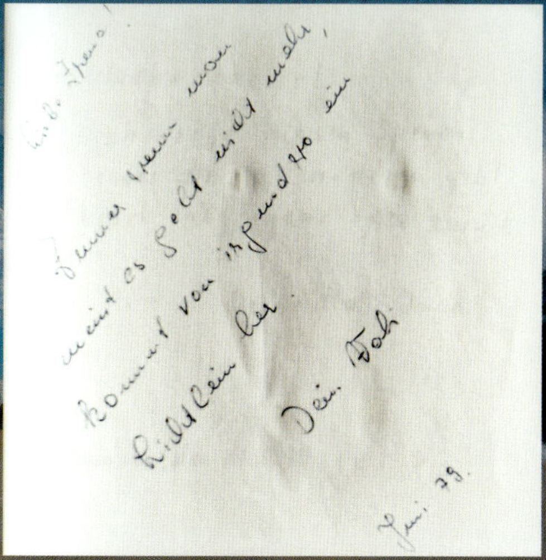

Liebe Irene!
Immer wenn man
meint es geht nicht mehr,
kommt von irgendwo ein
Lichtlein her.
Dein Vati
Juni 79.

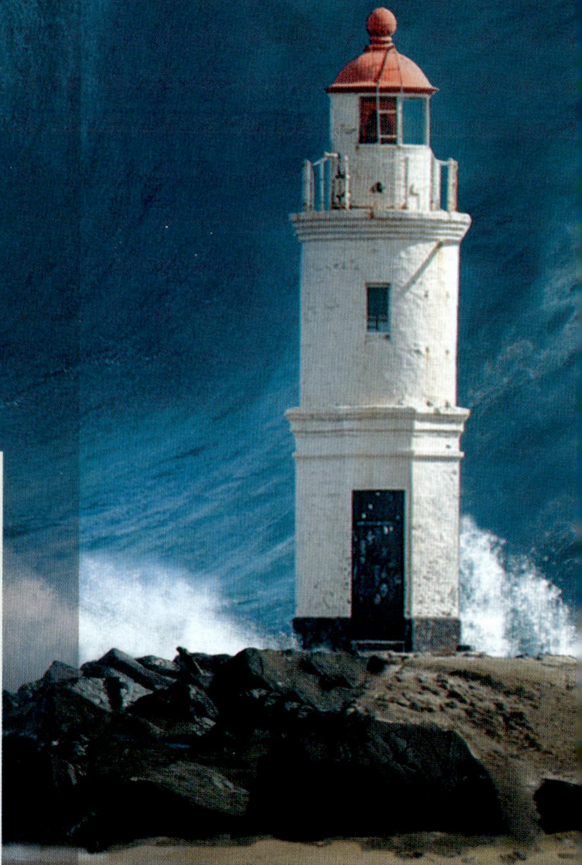

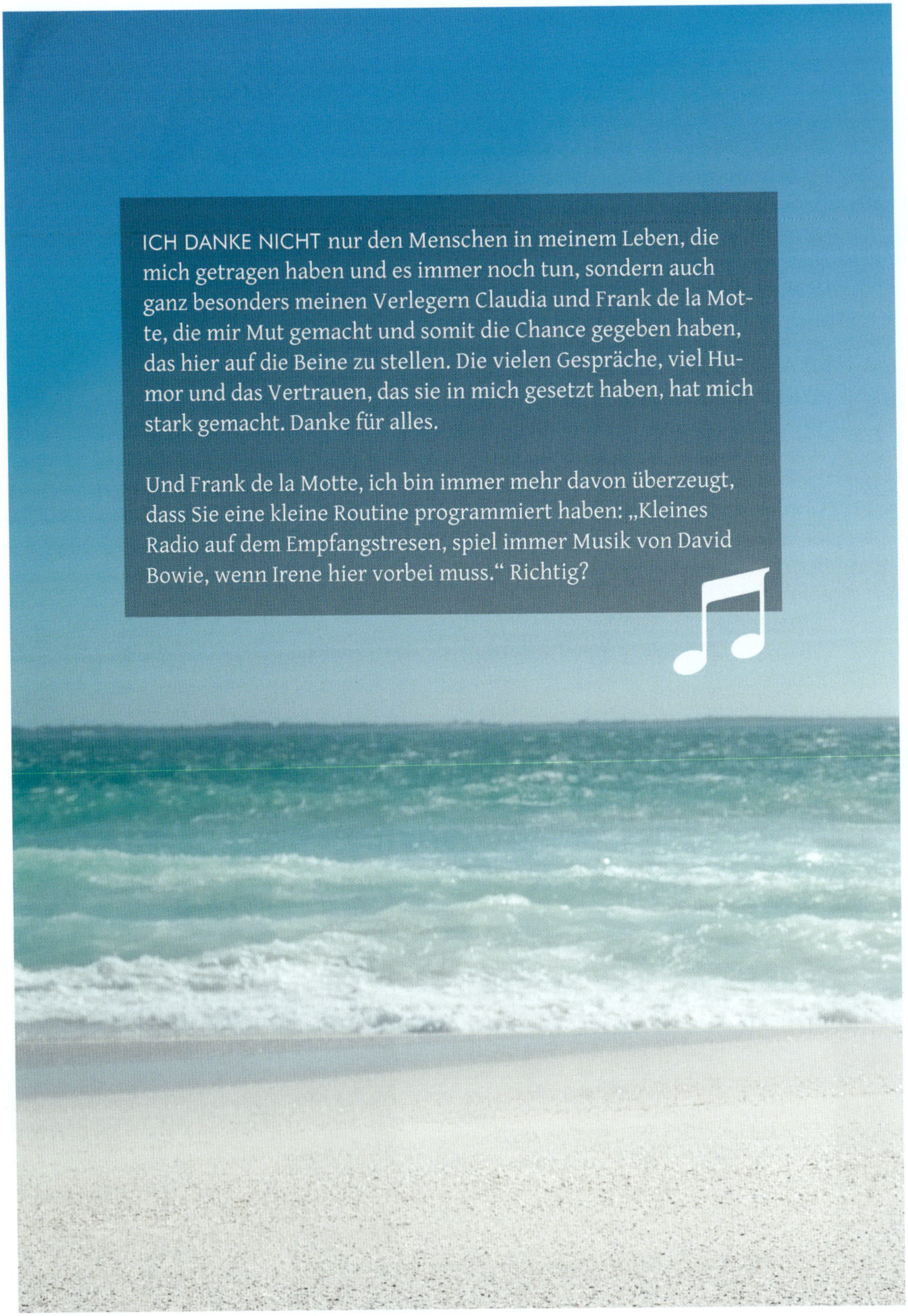

ICH DANKE NICHT nur den Menschen in meinem Leben, die mich getragen haben und es immer noch tun, sondern auch ganz besonders meinen Verlegern Claudia und Frank de la Motte, die mir Mut gemacht und somit die Chance gegeben haben, das hier auf die Beine zu stellen. Die vielen Gespräche, viel Humor und das Vertrauen, das sie in mich gesetzt haben, hat mich stark gemacht. Danke für alles.

Und Frank de la Motte, ich bin immer mehr davon überzeugt, dass Sie eine kleine Routine programmiert haben: „Kleines Radio auf dem Empfangstresen, spiel immer Musik von David Bowie, wenn Irene hier vorbei muss.“ Richtig?

Multiple Sklerose hat 1.000 Gesichter
Wir sind für Sie da!

- sachkundig

Wir beraten Sie individuell, unter anderem zu den Themen Diagnose, Therapie, Recht, Soziales und Psychologie im Zusammenhang mit MS.

- unabhängig

Wir sind eine gemeinnützige, unabhängige Organisation, die keine wirtschaftlichen Interessen verfolgt und alleine den MS-Erkrankten sowie ihren Angehörigen verpflichtet ist.

- einfühlsam

Aus eigener Betroffenheit oder aber aus jahrelanger Erfahrung in der Arbeit mit MS-Erkrankten sind wir – die haupt- und ehrenamtlichen Mitarbeiterinnen und Mitarbeiter – besonders gut in der Lage, uns in die Situation der Erkrankten und Angehörigen hineinzuversetzen.

- gemeinsam

Fast 2.500 Mitglieder bilden unsere starke Gemeinschaft. Mehr als 50 DMSG-Gruppen und unsere selbst betroffenen Begleiterinnen und Begleiter „TandeMS" sind für Sie da! Wollen Sie dazu gehören?

dmsg
Deutsche
Multiple Sklerose
Gesellschaft
Landesverband
Rheinland-Pfalz e.V.

DMSG-Landesverband RLP e.V.
Hindenburgstr. 32
55118 Mainz
https://dmsg-rlp.de
Tel. 06131 604704
E-Mail: info@dmsg-rlp.de

Spendenkonto:
Volksbank Darmstadt Mainz
IBAN: DE25 5519 0000 0296 0000 11
BIC: MVBMDE55

Jetzt Mitglied werden:

https://dmsg-rlp.de/mitgliedschaft/

miteinander
stark

AUFLISTUNG LANDESVERBÄNDE

Deutsche Multiple Sklerose Gesellschaft Bundesverband e.V.
Krausenstraße 50 – 30171 Hannover
www.dmsg.dedmsg@dmsg.de
0511 96834-0

AMSEL, Aktion Multiple Sklerose Erkrankter, Landesverband der DMSG in Baden-Württemberg e.V.
www.amsel.deinfo@amsel.de
0711 69786 -0

DMSG Landesverband Bayern e.V.
www.dmsg-bayern.de
dmsg@dmsg-bayern.de
089 236641 -0

DMSG Landesverband Berlin e.V.
www.dmsg-berlin.de
info@dmsg-berlin.de
030 3130647

DMSG Landesverband Brandenburg e.V. ww-w.dmsg-brandenburg.de
info@dmsg-brandenburg.de
0331 292676

DMSG Landesverband Bremen e.V.
www.dmsg-bremen.de
dmsg-bremen@dmsg.de
0421 326619

DMSG Landesverband Hamburg e.V.
www.dmsg-hamburg.de
info@dmsg-hamburg.de
040 42244-33

DMSG Landesverband Hessen e.V.
www.dmsg-hessen.de
dmsg@dmsg-hessen.de
069 405898-0

DMSG Landesverband Mecklenburg-Vorpommern e.V.
www.dmsg-mv.de
ms@dmsg-mv.de
0385 3922022

DMSG Landesverband Niedersachsen e.V.
www.dmsg-niedersachsen.de
info@dmsg-niedersachsen.de
0511 703338

DMSG Landesverband Nordrhein-Westfalen e.V.
www.dmsg-nrw.de
post@dmsg-nrw.de
0211-93304-0

DMSG Landesverband Rheinland-Pfalz.de
www.dmsg-rlp.de
info@dmsg-rlp.de
06131 604704

DMSG Landesverband Saarland e.V.
www.dmsg-saarland.de
info@dmsg-saarland.de
0681 37910-0

DMSG Landesverband Sachsen e.V.
www.dmsg-sachsen.org
info@dmsg-sachsen.de
0351 65888-75

DMSG Landesverband Sachsen-Anhalt e.V.
www.dmsg-sachsen-anhalt.de
post@dmsg-sachsen-anhalt.de
0345 20298-31

DMSG Landesverband Schleswig-Holstein e.V.
www.dmsg-sh.de
info@dmsg-sh.de
0431 56015-0

DMSG Landesverband Thüringen e.V.
www.dmsg-thueringen.de
info@dmsg-thueringen.de
0361 7100460

Minerva Verlag GmbH & Co. KG
Monschauer Str. 2 | D- 41068 Mönchengladbach

E-Mail: info@minervaverlag.de
Internet: www.minervaverlag.de, www-minerva-vision.de

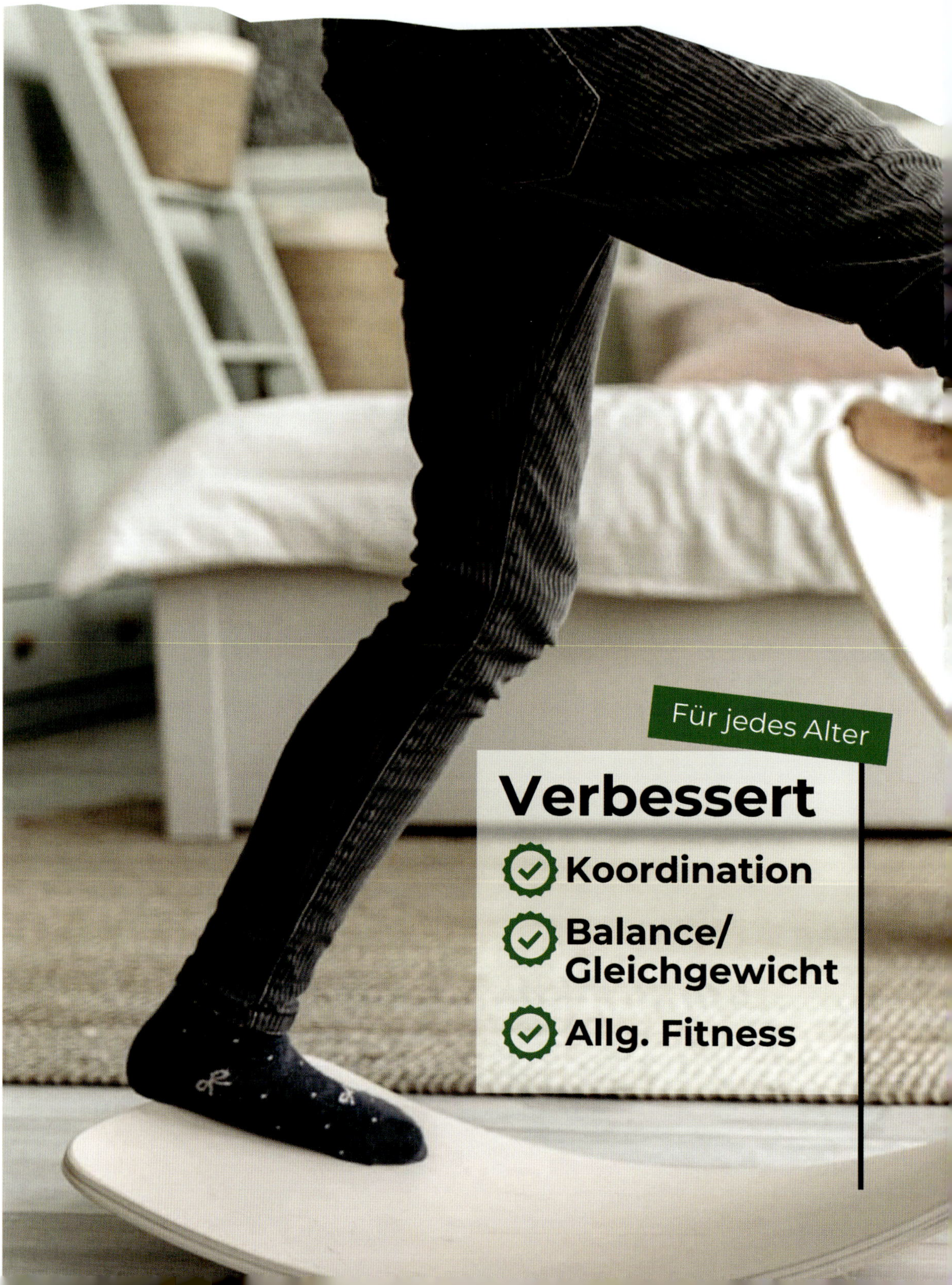
Für jedes Alter
Verbessert
Koordination
Balance/
Gleichgewicht
Allg. Fitness